Heidelberger Taschenbücher Band 32

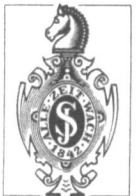

F. W. Ahnefeld

Sekunden entscheiden

Notfallmedizinische Sofortmaßnahmen

Mit 81 Abbildungen und 38 Tabellen

Zweite, neubearbeitete und erweiterte Auflage

Springer-Verlag

Berlin Heidelberg GmbH 1981

Professor Dr. med. Friedrich Wilhelm Ahnefeld
Zentrum für Anästhesiologie
der Universität Ulm
Steinhövelstraße 9, 7900 Ulm

ISBN 978-3-540-10616-6   ISBN 978-3-662-09845-5 (eBook)
DOI 10.1007/978-3-662-09845-5

CIP-Kurztitelaufnahme der Deutschen Bibliothek
Ahnefeld, Friedrich W.:
Sekunden entscheiden: notfallmedizin. Sofortmaßnahmen/F. W. Ahnefeld. – 2., neu bearb. u. erw. Aufl. – Berlin; Heidelberg; New York: Springer, 1981.
(Heidelberger Taschenbücher; Bd. 32)

NE: GT

Das Werk ist urheberrechtlich geschützt. Die dadurch begründeten Rechte, insbesondere die der Übersetzung, des Nachdruckes, der Entnahme von Abbildungen, der Funksendung, der Wiedergabe auf photomechanischem oder ähnlichem Wege und der Speicherung in Datenverarbeitungsanlagen bleiben, auch bei nur auszugsweiser Verwertung, vorbehalten.
Die Vergütungsansprüche des § 54, Abs. 2 UrhG werden durch die „Verwertungsgesellschaft Wort", München, wahrgenommen.

© by Springer-Verlag Berlin Heidelberg 1967, 1981
Ursprünglich erschienen bei Springer-Verlag Berlin Heidelberg New York 1981

Die Wiedergabe von Gebrauchsnamen, Handelsnamen, Warenbezeichnungen usw. in diesem Werk berechtigt auch ohne besondere Kennzeichnung nicht zu der Annahme, daß solche Namen im Sinne der Warenzeichen- und Markenschutz-Gesetzgebung als frei zu betrachten wären und daher von jedermann benutzt werden dürften.
Zeichnungen: Alfons Drews, Wiesbaden

Vorwort

Die erste Auflage dieses Taschenbuches erschien 1967 unter dem Titel: ,,Sekunden entscheiden – Lebensrettende Sofortmaßnahmen". Es waren zum damaligen Zeitpunkt einige Jahre seit der Einführung neuer und wirkungsvoller Wiederbelebungsmethoden wie der Atemspende und der Herzmassage vergangen. Erste, aber ebenfalls wesentliche Erkenntnisse für die Sofortbehandlung lebensbedrohlich Erkrankter oder Verletzter kamen aus den Anfängen der Intensivmedizin dazu. Daraus ergab sich eine Neuorientierung nicht nur für die Ausbildung der Laien. Der Rettungsdienst erhielt andere Aufgaben, die zur Entwicklung neuer Rettungsmittel, einer den Erfordernissen angepaßten Ausstattung und personellen Besetzung, aber schließlich auch zu einer engen Kooperation zwischen Rettungsdienst und Klinik führten. Es entstand der interdisziplinäre Bereich der Notfallmedizin, in dem heute nicht nur alle klinisch-medizinischen Fachdisziplinen, sondern darüber hinaus Laien, Berufshelfer und niedergelassene Ärzte mitwirken. Eine wesentliche Verbesserung der Erstversorgung von Notfallpatienten ließ sich in den letzten zehn Jahren durch die Zusammenarbeit von Rettungssanitätern, Ärzten und Notärzten erreichen. Aber noch bestehen innerhalb und außerhalb der Klinik Lücken und Mängel, die wir nur in gemeinsamer Arbeit schließen und beseitigen können. Bei der ersten Auflage dieses Taschenbuches kam es darauf an, Grundlagenwissen über die Methoden zu vermitteln, die als Sofortmaßnahmen bei Notfallpatienten geeignet erschienen. Auch nach einer vollständigen Überarbeitung stehen die notfallmedizinischen Sofortmaßnahmen im Vordergrund der Darstellung. Neben den heute gültigen Grundsätzen der Notfallmedizin wurden, orientiert an den vitalen Funktionen, zusätzlich die Ursachen und Anzeichen lebensbedrohlicher Störungen abgehandelt, um damit das bei einem Notfallpatienten notwendige Erkennen der Störung zu erleichtern. Das Erkennen der Situation ist die Voraussetzung für die Auswahl der richtigen Sofortmaßnahmen, auch dafür sind bei Laien,

Berufshelfern und Ärzten den Möglichkeiten entsprechende Kenntnisse erforderlich.

Ergänzend sind aber auch in Kurzform erweiterte Sofortmaßnahmen, die nur von Ärzten oder Berufshelfern angewandt werden können, schließlich die mögliche medikamentöse Therapie dargestellt. Es wird mit diesem System das Ziel angestrebt, in Stufen notwendige Kenntnisse sowohl Laien, Berufshelfern und Ärzten zu vermitteln und ein Basiswissen zusammenzustellen, das den Bereich der Notfallmedizin abdeckt. Ein Teil des Stoffes hat dabei besonders für Laien, aber auch für Berufshelfer nur informativen Wert. Eine solche Information dürfte jedoch bei der Aufgabe der assistierenden Zusammenarbeit mit Ärzten Vorteile bieten. Nur dadurch, daß sich noch viel mehr Laien, Berufshelfer und Ärzte für die Aufgabenstellung in der Notfallmedizin interessieren und entsprechende Kenntnisse und Fähigkeiten erwerben, werden wir das gemeinsam angestrebte Ziel erreichen: Jeder Notfallpatient muß eine schnelle, adäquate und für das Überleben richtige Hilfe erhalten.

Mein besonderer Dank gilt dem Springer-Verlag für die auch bei der Publikation dieses Taschenbuches bewährte Zusammenarbeit, aber auch dem Gestalter der Zeichnungen, Herrn Drews. Ich habe vielen Mitarbeitern unseres Zentrums für Anästhesiologie und zahlreichen Kollegen aus unterschiedlichen medizinischen Fachgebieten des In- und Auslandes für Anregungen und Beratungen zu danken. Ich freue mich, daß die Anzahl der Laien, Studenten, Rettungssanitäter und Ärzte, die sich den speziellen Aufgaben der Notfallmedizin widmet, ständig zunimmt. Ich hoffe, daß dieses Buch mithelfen kann, diesen Trend zu festigen. Ein besonderes Dankeschön geht schließlich an Frau Schlenk und Frau Rasel, sie haben mir durch ihren unermüdlichen Einsatz bei der Herstellung, Überarbeitung und Korrektur des Manuskriptes wesentlich geholfen.

Ulm, März 1981 F. W. Ahnefeld

Inhaltsverzeichnis

I.	Einleitung	1
II.	Akute Elementargefährdung – Grundsätze und Definitionen	6
III.	Meldung	16
IV.	Rettung und Lagerung	18
1.	Rettung	18
2.	Lagerung	20
2.1	Seitenlagerung	20
2.2	Lagerung bei Störungen am respiratorischen System	22
2.3	Lagerung bei Störungen des zirkulatorischen Systems	24
2.4	Lagerung bei speziellen Verletzungen	28
V.	Störungen am respiratorischen System – Ursachen, Anzeichen, Sofortmaßnahmen	32
1.	Ursachen	32
2.	Anzeichen für Störungen am respiratorischen System	41
3.	Sofortmaßnahmen bei Störungen am respiratorischen System	46
3.1	Freimachen der Atemwege	46
3.2	Reinigung der Luftwege	47
3.3	Entfernung aspirierter Fremdkörper	48
3.4	Freihalten der Atemwege	50
3.5	Beatmung	52
4.	Erweiterte Sofortmaßnahmen bei Störungen am respiratorischen System	57
4.1	Sauerstoffinsufflation	57
4.2	Hilfsmittel zum Freimachen der Atemwege	57
4.3	Beatmung mit einfachen Geräten	59
4.4	Endotracheale Intubation	60
4.5	Koniotomie	61
4.6	Pneumothorax	61

4.7	PEEP-Beatmung	62
5.	Notfallmedikamente bei Störungen am respiratorischen System	63

VI.	**Störungen am kardiozirkulatorischen System**	**65**
1.	Ursachen	65
2.	Anzeichen von Störungen am kardiozirkulatorischen System	70
3.	Sofortmaßnahmen bei Störungen am kardiozirkulatorischen System	75
3.1	Volumenmangelschock	75
3.2	Vasovagale Synkope	77
3.3	Kardiogener Schock	77
3.4	Anaphylaktischer Schock	77
3.5	Kreislaufstillstand	77
3.6	Reanimation von Kindern	84
3.7	Komplikationen bei kardiopulmonaler Reanimation	84
3.8	Effektivitätskontrolle	85
4.	Erweiterte Sofortmaßnahmen bei Störungen am kardiozirkulatorischen System	86
4.1	Volumenmangelschock	86
4.2	Vasovagale Synkope	89
4.3	Kardiogener Schock	89
4.4	Anaphylaktischer Schock	90
4.5	Kreislaufstillstand	91
4.6	Defibrillation	93

VII.	**Störungen im Wasser-Elektrolyt-Haushalt**	**95**
1.	Ursachen	95
2.	Anzeichen von Störungen im Wasser-Elektrolyt-Haushalt	98
3.	Sofortmaßnahmen	98
4.	Erweiterte Sofortmaßnahmen bei Störungen im Wasser-Elektrolyt-Haushalt	99

VIII.	**Störungen des zentralen Nervensystems**	**100**
1.	Ursachen und Anzeichen bei Störungen des zentralen Nervensystems	100
2.	Sofortmaßnahmen und erweiterte Sofortmaßnahmen bei Störungen des zentralen Nervensystems	103

IX.	Vergiftungen	105
X.	Spezielle in der Notfallmedizin wichtige Krankheitsbilder	114
1.	Hitzeschäden	114
2.	Kälteschäden	117
3.	Verbrennungen	117
4.	Ertrinken	120
5.	Schäden durch Einwirken elektrischen Stroms	122

Anhang Teil I
Hinweise auf zusätzliche Erste-Hilfe-Maßnahmen 125
- A. Wunden 125
  - 1. Allgemeines 125
  - 2. Gefahren 125
  - 3. Maßnahmen 125
- B. Fremdkörper 127
  - 1. Allgemeines und Gefahren 127
  - 2. Maßnahmen 127
- C. Blutungen 127
- D. Transport 127
  - 1. Allgemeines 127
  - 2. Gefahren 127
  - 3. Maßnahmen 127
- E. Offene Verletzungen der Körperhöhlen 127
  - 1. Allgemeines 127
  - 2. Gefahren 128
  - 3. Maßnahmen 128
- F. Knochenbrüche (Verdacht ausreichend) 129
  - 1. Allgemeines 129
  - 2. Gefahren 129
  - 3. Maßnahmen 129
- G. Verhalten an der Unfallstelle 131
  - 1. Allgemeines und Gefahren 131
  - 2. Maßnahmen 131

Anhang Teil II. Ausstattung des ärztlichen
Notfallkoffers und Notfallmedikamente 133
- 1. Allgemeines 133
- 2. Notfallmedikamente 135

Literatur 150

Sachverzeichnis 151

I. Einleitung

Die Probleme der Wiederbelebung sind so alt wie die Menschheit. Sie entstanden aus dem Wunsch, nicht nur Verletzten und Erkrankten zu helfen, sondern die Hilfe auch auf den akut Lebensbedrohten oder Leblosen auszudehnen. Die überschaubare Geschichte der Medizin läßt die Entwicklung von der kultischen Handlung über die Empirie und den Zufall bis zu wissenschaftlich exakt erklärbaren und wirkungsvollen Methoden erkennen.
Die inzwischen erzielten Fortschritte der Medizin ermöglichen aufgrund neuer wissenschaftlicher Erkenntnisse eine Lebenserhaltung trotz schwerster Schädigungen des Organismus. Zu den entscheidenden medizinischen Erkenntnissen der Neuzeit gehören die Ergebnisse über die Pathophysiologie des plötzlichen Todes und die daraus unter Mitwirkung aller medizinischen Fachgebiete entwickelten Methoden der Notfallmedizin.
Bei der Erstversorgung eines Verletzten stand früher die örtliche, durch das Trauma ausgelöste Schädigung im Vordergrund. Sowohl der Arzt als auch der Laienhelfer wurden vorwiegend in Maßnahmen ausgebildet, die auf eine behelfsmäßige Versorgung dieser Schädigung ausgerichtet waren. Hierzu gehörten u. a. die Blutstillung, das Anlegen eines keimfreien Verbandes und die Schienung eines Bruches. Die Aufgabe der Wiederbelebung war eng umgrenzt. Am Orte des Geschehens standen dafür nur die manuellen Beatmungsmethoden zur Verfügung, die fast ausschließlich bei Ertrunkenen, Starkstromverletzten und durch Gase Vergifteten zur Anwendung kamen. Zwar werden auch in Zukunft die seit langem bewährten Grundsätze der Ersten Hilfe, soweit sie die Wundabdeckung, die Schienung des Bruches usw. betreffen, beibehalten, dennoch erfordern neue Erkenntnisse eine Umstellung in der Reihenfolge der Versorgung, darüber hinaus die Lehre und den Einsatz neuer Methoden. Der Laienhelfer und der Arzt werden auch heute bei einem Verletzten zunächst feststellen, welche erkennbaren Schäden als direkte Folge eines Traumas vorliegen. Hierbei darf es sich jedoch nur um eine grobe Orientierung handeln, bei der keine Zeit zu verlieren ist. Wichtiger erscheint unter den heutigen

Gesichtspunkten die Beantwortung der Frage: *Welche Auswirkungen haben die infolge einer Gewalteinwirkung oder einer akuten schweren Erkrankung entstandenen Schäden auf die lebenswichtigen Funktionen des Körpers, d. h. auf die Atemtätigkeit und das Kreislaufgeschehen?* Stellt der die Erstversorgung durchführende Laienhelfer oder Arzt Veränderungen an diesen Funktionen fest oder ist nach der Art der Schädigung auch nur eine Störung zu erwarten, so müssen sofort Maßnahmen ergriffen werden, die geeignet sind, die Entstehung einer solchen Störung zu vermeiden, die Störung zu beseitigen oder zumindest einer Verschlimmerung vorzubeugen. Hierfür stehen heute einfache, ohne Hilfsmittel anwendbare Methoden zur Verfügung, die zusammengefaßt als *lebensrettende Sofortmaßnahmen* bezeichnet werden. Diese Kennzeichnung beschreibt klar die wesentlichste Aufgabe des Ersthelfers. Er muß in kürzester Zeit die infolge der Störung lebenswichtiger Funktionen sich anbahnende vitale Bedrohung durch gezielte Sofortmaßnahmen abwenden, dadurch ein Überleben sichern und damit die gefährliche Zeitspanne zwischen Entstehung der Verletzung oder Erkrankung und Einsetzen der klinischen Behandlung so überbrücken, daß die nach diesem Zeitraum mögliche klinische Therapie noch mit Erfolg eingesetzt werden kann. Selbstverständlich ist auch die Versorgung der örtlichen Schädigung durch Verbände, Schienen etc. nicht unwichtig. Jedoch können die Schienung eines Bruches und der Wundverband nicht mehr die bereits eingetretenen schwerwiegenden und lebensbedrohenden Veränderungen an den vitalen Funktionen beseitigen oder auch nur in günstiger Weise beeinflussen. Alle diese Maßnahmen dürfen daher nur an zweiter Stelle nach Abwendung der akuten Lebensbedrohung zur Anwendung kommen. Die früher übliche Einstellung, die Ausbildung der Studenten, die Fortbildung der Ärzte, aber auch die Unterrichtung des Laienhelfers vorwiegend auf die Versorgung des Unfallverletzten auszurichten, ist ebenfalls nicht mehr haltbar. Für die Entstehung einer akuten Lebensbedrohung, die sich vorwiegend aus einer Beeinträchtigung der lebenswichtigen Funktionen ergibt, ist es im Rahmen der Erstversorgung von untergeordneter Bedeutung, welche Ursachen zu diesen Störungen führen. Bei *Unfällen* handelt es sich vorwiegend um mechanische, thermische oder auch chemische Einwirkungen, die von außen kommen und mehr oder weniger ausgedehnte Schäden an der Oberfläche oder im Inneren des Organismus hervorrufen. Bei einer *Vergiftung,* gleichgültig ob sie gewollt oder ungewollt eintritt, werden von außen Stoffe zugeführt, die infolge ihrer Giftwirkung zu Störungen an den einzelnen für das Leben wichtigen Funktionssystemen führen. Bei einer akut einsetzenden *Erkran-*

kung, wie z. B. dem Herzinfarkt, entsteht das plötzliche Ereignis, nachdem krankhafte Veränderungen vorausgegangen sind, die dann die Funktion eines oder mehrerer Organe einschränken und eine akute Lebensbedrohung ergeben (Abb. 1).
In jedem Falle entstehen für die Erstversorgung die gleichen Aufgaben. Nicht immer können die angewandten lebensrettenden Sofortmaßnahmen eine vollständige Normalisierung herbeiführen. Ebensowenig sind in allen Fällen die Ursachen dieser schweren Störungen zu beseitigen. Dennoch zeigen die vorliegenden Erfahrungen, daß es möglich ist, durch adäquate Sofortmaßnahmen Zeit zu gewinnen, um den Verletzten oder Erkrankten transportieren und ohne irreversible Schäden in die Klinik einliefern zu können. Auch dort werden zunächst, unter Einsatz größerer Möglichkeiten, die während der Erstversorgung begonnenen lebensrettenden Maßnahmen fortgesetzt.
Die Einleitung einer auf den Einzelfall ausgerichteten speziellen Behandlung ist erst dann möglich, wenn das Ergebnis einer differenzierten Diagnostik vorliegt. Erst von diesem Zeitpunkt ab können die bei einem Unfall oder einer Erkrankung mitwirkenden ursächlichen Veränderungen und Schäden gezielt angegangen werden. Jedes andere Vorgehen, insbesondere der Versuch, bereits am Orte des Geschehens eine Diagnose vor dem Einsetzen einer Sofortbehandlung zu sichern,

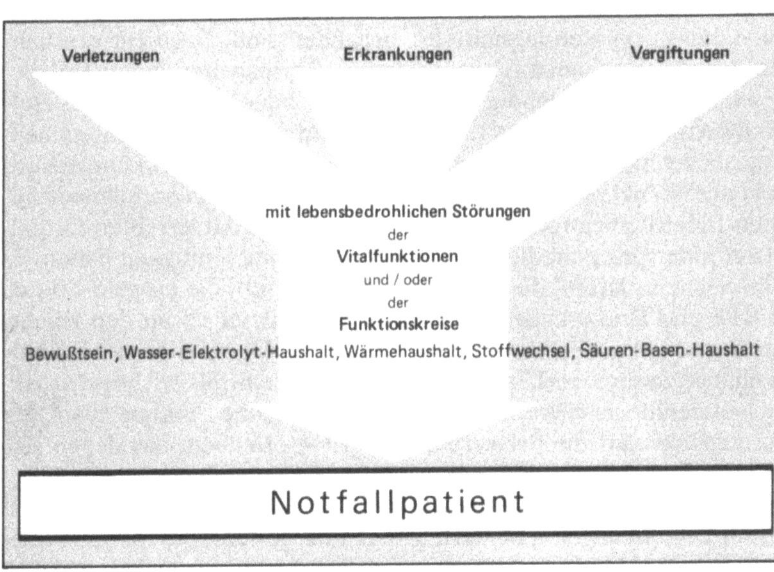

| Verletzungen | Erkrankungen | Vergiftungen |

mit lebensbedrohlichen Störungen
der
Vitalfunktionen
und / oder
der
Funktionskreise
Bewußtsein, Wasser-Elektrolyt-Haushalt, Wärmehaushalt, Stoffwechsel, Säuren-Basen-Haushalt

Notfallpatient

Abb. 1

wird den Gegebenheiten nicht gerecht, da in diesem Zeitraum bereits nicht mehr auszugleichende Schädigungen auftreten können. Wichtig erscheint allerdings nicht nur das *zeitgerechte Einsetzen* der verschiedenen im Einzelfall notwendigen Maßnahmen, sondern in gleicher Weise auch die *Kontinuität*. Sowohl am Orte des Geschehens als auch auf dem Transport bis zur Aufnahme in die Klinik dürfen die einmal begonnenen Maßnahmen nicht unterbrochen werden, es sei denn, es gelingt eine Stabilisierung der bedrohten Funktion. Ist eine gestörte Atemfunktion normalisiert oder bei einem Kreislaufstillstand die Herztätigkeit wiederhergestellt, so bedarf dieser Patient auch weiterhin einer genauen und lückenlosen *Überwachung*, da jederzeit erneut Veränderungen auftreten können, die ein sofortiges Handeln erfordern.

In diesem Buch sollen die Definitionen und Grundsätze vermittelt werden, die als Voraussetzung für das *Erkennen der Situation* und die *Aufgabenstellung* der Erstversorgung von Wichtigkeit erscheinen. Darüber hinaus kommen die *lebensrettenden Sofortmaßnahmen* zur Darstellung, die nach entsprechender Ausbildung jedermann ohne jedes Hilfsmittel anwenden kann. Die *erweiterten lebensrettenden Sofortmaßnahmen* werden ergänzend angefügt. Diese Maßnahmen sind für speziell ausgebildete Laien, vorwiegend für Berufshelfer und Ärzte vorgesehen. Sie erfordern eine zusätzliche Ausstattung mit Geräten, Instrumentar und Medikamenten, wie sie heute in Notfallkoffern und in der Ausstattung von Rettungsmitteln vorhanden sind. Nach entsprechender Ausbildung können Laien, vor allem Berufshelfer, einen Teil dieser Maßnahmen selbständig anwenden oder bei einem Einsatz als Helfer des Arztes tätig werden. Eine Erörterung der in diesem Zusammenhang auftretenden Rechtsfragen ist hier nicht möglich. Es können auch nicht alle Krankheitsbilder beschrieben werden, die im notfallmedizinischen Bereich anzutreffen sind. Dies würde den dargestellten Grundsätzen widersprechen, die für die Erstversorgung Gültigkeit haben. Es geht vielmehr darum, die Ursachen zu skizzieren, die ausgelöst durch Unfälle und Erkrankungen imstande sind, Störungen an den lebenswichtigen Funktionen herbeizuführen, um das Verständnis der Zusammenhänge zu ermöglichen. Es geht ferner darum, die wichtigsten *Anzeichen* herauszustellen, die schnell erfaßbar eine Analyse über den Ansatzpunkt und die Schwere der Störung erlauben, aus denen sich aber auch die im Einzelfall notwendigen *Sofortmaßnahmen* ergeben.

In einem gesonderten Kapitel sind nach dem gleichen Prinzip die wichtigsten Erkrankungen und Verletzungen dargestellt, die spezielle oder zusätzliche Maßnahmen erfordern und bei denen sich andere wissenswerte Besonderheiten ergeben.

Ein Anhang enthält schließlich in Stichworten die wichtigsten zusätzlichen *Erste-Hilfe-Maßnahmen* und *Empfehlungen für die Ausstattung eines Notfallkoffers*. Der Ausbildungsstand, aber auch der Aufgabenbereich der Laien, Berufshelfer, Studenten und Ärzte in der Notfallmedizin ist unterschiedlich. Jeder kann durch die gewählte Aufteilung die Kenntnisse erwerben, die er für seinen Bereich benötigt, aber auch darüber hinaus Informationen erhalten, die das Verständnis der Gesamtaufgabe in der Notfallmedizin erleichtern. Theoretisch erworbene *Kenntnisse* dürfen aber immer nur als Grundlage angesehen werden, die gleich wichtigen *Fähigkeiten* setzen ausreichende praktische Übungen der beschriebenen Maßnahmen und Methoden voraus. Gute, aufeinander abgestimmte Kenntnisse und Fähigkeiten bilden die Grundlage für eine schnelle, gezielte und erfolgreiche Erstversorgung. Wenige Sekunden können über das Schicksal eines Notfallpatienten entscheiden. Sekunden reichen aber auch aus, um die sich anbahnende Todesursache abzuwenden, falls der Ersthelfer in ausreichender Weise vorbereitet ist. Die entscheidenden Sekunden vergehen jedoch schnell, wenn notwendige Kenntnisse und Fähigkeiten fehlen und die eigene Unsicherheit zur Ursache eines ziellosen Handelns wird.

II. Akute Elementargefährdung – Grundsätze und Definitionen

Leben, Gesundheit und Selbständigkeit eines Menschen sind durch das Zusammenwirken aller Organe – Gehirn, Herz, Leber, Niere, Darm – sichergestellt. Dieses Zusammenwirken und damit die Gesamtleistung des Organismus wird durch Steuersysteme, wie dem Gehirn und endokrinen Organen, unter der Voraussetzung einer kontinuierlichen Zufuhr des Betriebsmittels Sauerstoff und einer ebenfalls ununterbrochenen Elimination der Stoffwechselendprodukte sichergestellt. Die Gesamtleistung aller Organe erfüllt den ständig wechselnden Energiebedarf des Organismus und beinhaltet beim Gesunden zusätzliche Leistungsreserven (Abb. 2).

Die ständigen Austauschvorgänge zwischen den Flüssigkeitsräumen, die ununterbrochene Zirkulation des Blutes im intravasalen Raum er-

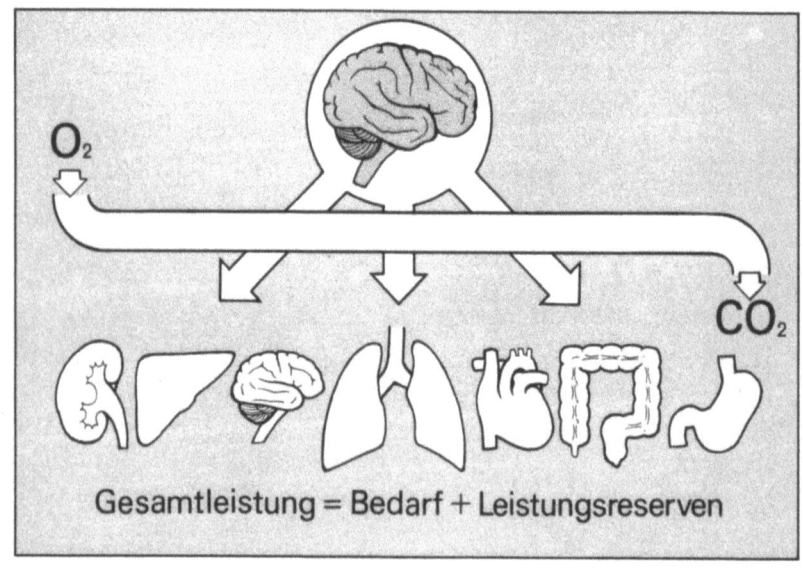

Abb. 2. Das Zusammenwirken aller Organe

möglichen das ungestörte Zusammenwirken der Organe, sie arbeiten in einem engen *Verbundsystem* und bewirken gemeinsam die *Sicherung aller Lebensvorgänge*. Nur durch dieses Verbundsystem und die Vermittlung der Flüssigkeitsräume ist die Differenzierung und Verteilung der Gesamtaufgaben, die im Organismus zu erfüllen sind, auf bestimmte Organe und Systeme möglich. Das Verbundsystem schafft gleichzeitig die Voraussetzungen für gegenseitige Kompensationen bei Funktionsstörungen eines Organs (Abb. 3).

Das für alle Lebensvorgänge notwendige Betriebsmittel „Sauerstoff" wird über die Atmung aufgenommen, in der Lunge findet der Gasaustausch statt. Vereinfacht ausgedrückt: Die Atmung ist der Lieferant des Sauerstoffs, das Blut stellt den Transportraum und das Transportmittel, das Herz wird zum Transporteur, die Gefäße fungieren als Transportwege. Die Steuersysteme arbeiten als Verteiler, die Kapillaren als Umschlagplätze und die Zellen sind die Verbraucher. Die hier entstehenden Stoffwechselprodukte verlassen auf dem umgekehrten Wege, vorwiegend über die Lunge und die Nieren, den Organismus.

Für den Zustand der Gesundheit trägt jedes Organ eine wichtige Teilfunktion im Rahmen der Gesamtleistung. Im Augenblick einer akuten Lebensbedrohung sind dagegen für das Überleben zwei Teilfunktio-

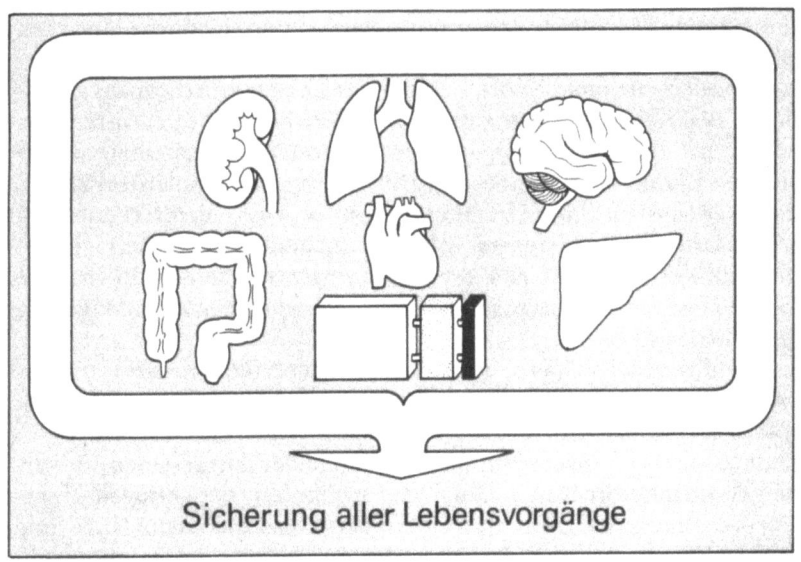

Abb. 3. Kompensationsmöglichkeiten durch ein Verbundsystem sämtlicher Organe

nen, die Atmung und das Herz mit dem Kreislauf, von entscheidender Bedeutung, da ihre ungestörte Funktion zumindest in der akuten Situation als Grundlage für die Erhaltung der Lebensprozesse angesehen werden muß. Diese beiden Funktionen arbeiten in einem engen Verbund, sie beeinflussen sich gegenseitig, jede Störung der einen bedingt eine nachhaltige Veränderung der anderen Funktion (Abb. 4).

Eine akute Störung kann direkt an den vitalen Funktionen ansetzen, aber auch indirekt über andere wichtige Funktionssysteme wirksam werden. Hierzu gehören der Wasser- und Elektrolythaushalt, das Bewußtsein, der Wärmehaushalt, der Stoffwechsel und der Säuren-Basen-Haushalt (Abb. 5).

In der akuten Situation, insbesondere am Orte des Geschehens und während des Transportes, ist der Einfluß dieser zusätzlich möglichen Störfaktoren nur in begrenztem Umfange zu analysieren und durch zusätzliche Maßnahmen zu korrigieren. Jede Verbesserung der vitalen Funktionen Atmung und Herz-Kreislauf kann, zumindest für einen begrenzten Zeitraum, einer Verschlimmerung des Gesamtgeschehens vorbeugen.

Für die *Funktion eines Organs* sind zwei Voraussetzungen erforderlich:
1. Die *Leistungsfähigkeit,* d. h. die Suffizienz des Organs,
2. die *Leistungsbedingungen,* die die Funktion des Organs ermöglichen.

Eine Störung kann daher zwei grundsätzlich unterschiedliche Ursachen haben: eine *Leistungsunfähigkeit,* d. h. Insuffizienz, oder eine *Leistungsbehinderung* infolge des Fehlens der Leistungsbedingungen. Dafür ein Beispiel: Ein primär suffizientes Herz benötigt zur Aufrechterhaltung des dem Bedarf angepaßten Herzzeitvolumens einen ausreichenden Zufluß an oxygeniertem Blut. Tritt ein Volumenverlust ein, nimmt zwangsläufig die Herzleistung ab, es wird, entsprechend dem verminderten Zufluß, weniger Blut pro Zeiteinheit gefördert. In diesem Falle liegt jedoch keine Herzinsuffizienz vor, es fehlen lediglich die für die Leistung erforderlichen Voraussetzungen, d. h. ein genügendes Blutvolumen (Abb. 6).

Bei den Krankheitsbildern, die im Bereich der Notfallmedizin vorherrschen, fehlen weitaus häufiger die Leistungsbedingungen, seltener liegt primär als Ursache der Störung eine Insuffizienz eines Organs vor.

Ist die Zufuhr von Sauerstoff an einer Stelle der dargestellten Versorgungskette unterbrochen, fallen nach Erschöpfung der geringen Reserven nacheinander die für das Überleben entscheidenden Hirn- und Kreislauffunktionen aus, der Tod tritt ein. Atem- und Kreislaufstillstand rufen den *klinischen,* für wenige Minuten noch reversiblen Tod

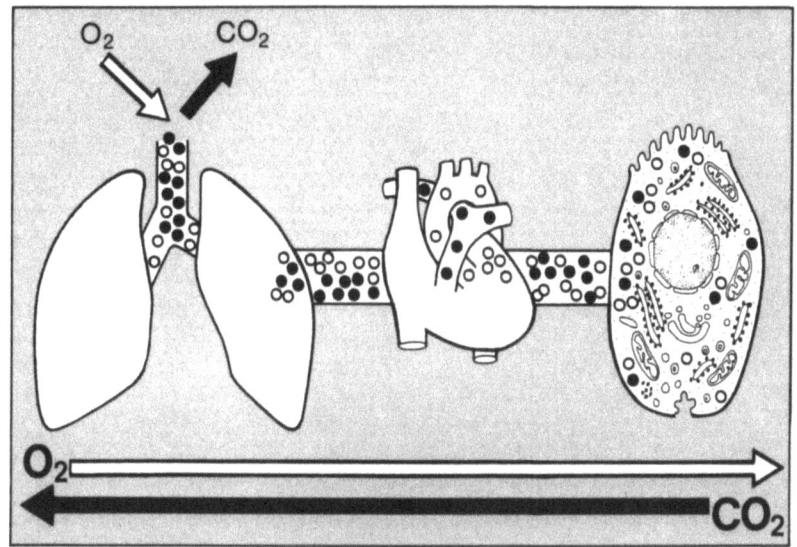

Abb. 4. Die Vitalfunktionen Atmung und Kreislauf

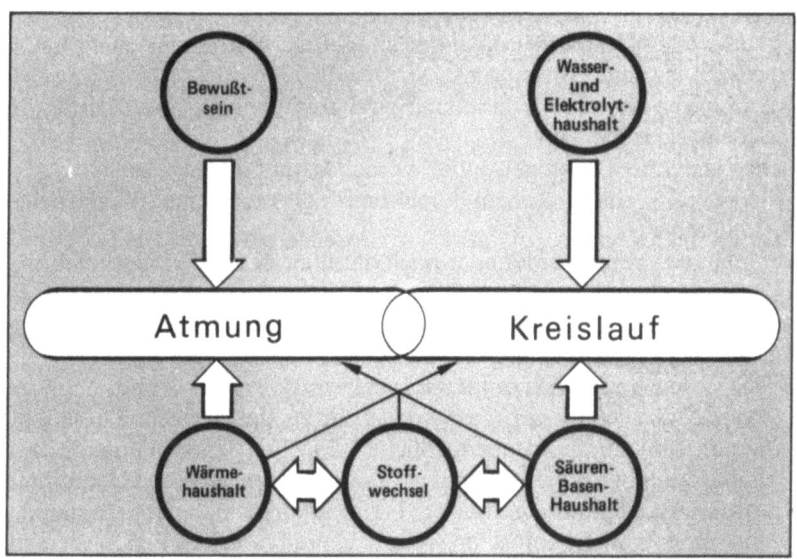

Abb. 5. Funktionskreise mit Vitalfunktionen

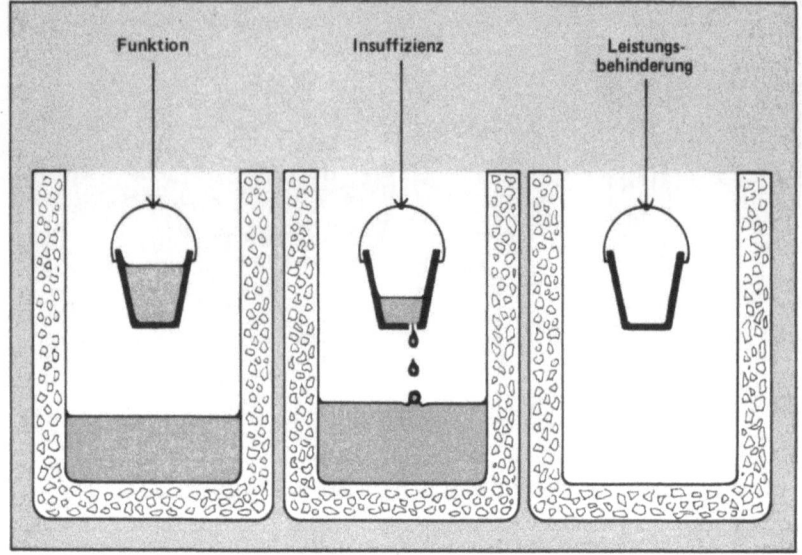

Abb. 6. Abhängigkeit der Organleistung von der Suffizienz des Organs und den Leistungsbedingungen

hervor, nach 3–5 min tritt dann der endgültige *biologische,* nicht mehr reversible Tod ein (Abb. 7).
Die Chancen der Wiederbelebung sind zeitabhängig, der Zeitfaktor entscheidet darüber, ob
a) der klinische Tod abgewendet werden kann oder
b) bei bereits eingetretenem klinischen Tod noch eine Wiederbelebung möglich ist.
Der Zeitfaktor entscheidet aber auch darüber, ob die Wiederbelebung zur vollständigen oder nur zur teilweisen Wiederherstellung des betroffenen Patienten, insbesondere seiner Hirnfunktion, führt (Abb. 8).
Die bisherige Darstellung erlaubt folgende Schlußfolgerungen:
1. Alle lebensbedrohlich *akut Erkrankten, Vergifteten* und *Schwertraumatisierten* sind als *Notfallpatienten* zu deklarieren. Diese Patienten sind durch unterschiedliche Ursachen jener Fähigkeit beraubt, die ihnen unter normalen Verhältnissen Leben, Gesundheit und Selbständigkeit garantieren. Natur und Ausmaß der Schädigung sind oftmals nicht sofort in vollem Umfange erkennbar. Auch in zunächst anscheinend unkomplizierten Fällen können jederzeit noch vor oder während des Transportes Veränderungen eintreten, die die

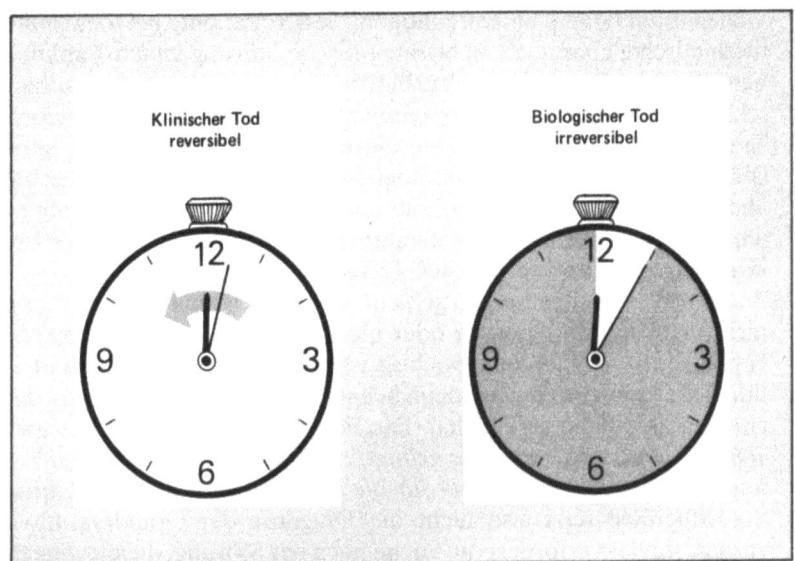

Abb. 7

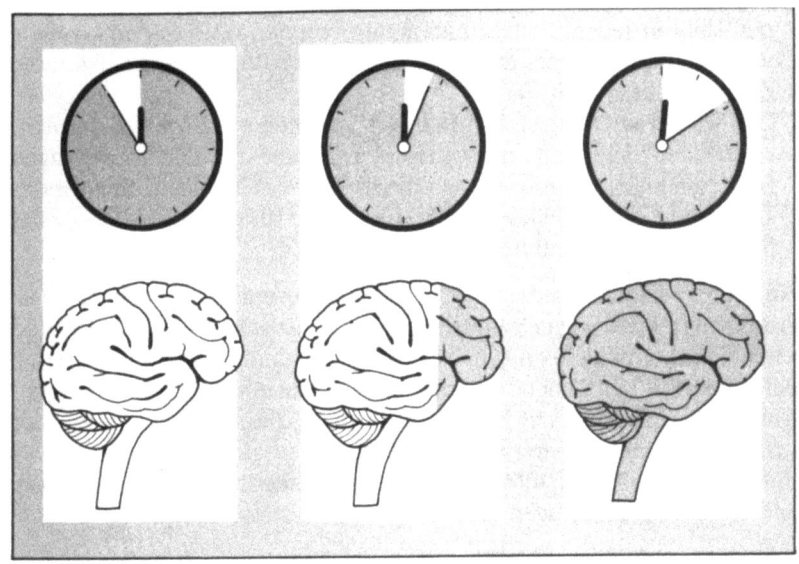

Abb. 8. Die Entwicklung des anoxischen Hirnschadens

vitalen Funktionen beeinträchtigen. Jeder Patient, bei dem eine traumatische, aber auch nichttraumatische Störung vitaler Funktionen eintritt oder auch nur zu befürchten und nicht sicher auszuschließen ist, muß daher als *Notfallpatient* angesehen werden. Neben Traumatisierten gehören unter diesen Gesichtspunkten z. B. größere innere Blutungen, gynäkologische, pädiatrische, internistische, aber auch psychiatrische Notfälle und Vergiftungen zu dem Patientenkreis, der gezielte Hilfsmaßnahmen bereits am Unfall- oder Erkrankungsort und während des Transportes benötigt.
2. Bei einem Notfallpatienten geht es wegen der akuten Bedrohung nicht mehr um die Ursache oder die Feststellung der im Einzelfall vorliegenden Erkrankung, wichtig ist nur, wo die Grundkrankheit durch die zusätzlich entstandene Schadenskette zu einer Störung der vitalen Funktionen geführt hat. Die Frage lautet: *Woran wird dieser Patient sterben, falls es nicht gelingt, die vitale Störung zu definieren und damit einen Ansatzpunkt für die Soforttherapie zu finden.* Eine Soforttherapie setzt also nicht die Diagnose der Grundkrankheit voraus, sondern erfordert die Suche nach der Störung, die die vitalen Funktionen beeinflußt. Das Ergebnis der Analyse läßt gleichzeitig die Ansatzpunkte der Sofortmaßnahmen erkennen. Definierbare Gefährdungen des Lebens sind nicht wesensgleich und identisch mit den Krankheitsbegriffen. Eine Normalisierung der vitalen Funktionen stellt in jedem Falle, unabhängig von der auslösenden Ursache und der Pathogenese, die Basis für eine spätere kausale Therapie der Grundkrankheit dar.
3. Die Wiederbelebung stellt insgesamt gesehen ein Problem der ausreichenden Sauerstoffversorgung aller Organe dar. Die notwendigen Sofortmaßnahmen müssen also darauf ausgerichtet sein, eine für das Überleben ausreichende Versorgungskette für den Antransport des Sauerstoffs zu garantieren.

Ein Mensch kann an bedeutend weniger Todesursachen sterben, als an Krankheiten leiden. Auch hier herrscht die Regel, daß es häufige und seltene Vorkommnisse gibt. Die Kenntnis der häufigsten definierbaren Gefährdungen des Lebens ist von großem Nutzen. Jeder kann die bedrohlichen Anzeichen der Lebensgefährdung durch *Sehen, Hören* oder *Tasten,* also ohne Hilfsmittel festellen.

Um schnelle und erste Informationen zu erhalten, hat es sich bewährt, eine *Checkliste* abzufragen (Abb. 9).

1. Ist der Geschädigte ansprechbar oder besteht eine *Bewußtlosigkeit?*
2. Sind bei flach auf den Brustkorb oder den Oberbauch aufgelegten

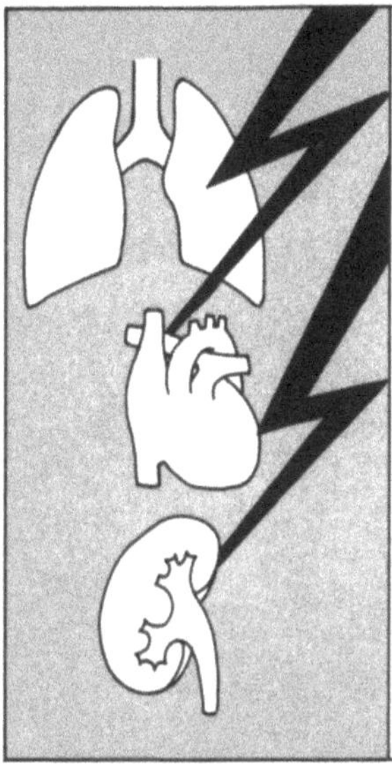

Notfall-Checkliste	ja	nein
1. Bewußtsein		
ansprechbar	☐	☐
bewußtlos	☐	☐
2. Atmung		
Atembewegungen	☐	☐
Atemstörung	☐	☐
Atemstillstand	☐	☐
3. Herzfunktion		
Pulsveränderungen	☐	☐
Hautblässe, Hautkälte	☐	☐
Schock	☐	☐
erkennbare Blutung	☐	☐
Blutlache	☐	☐
innere Blutungen	☐	☐
4. Flüssigkeitsverluste		
starker Durst	☐	☐
Haut in Falten abhebbar	☐	☐
geringe Urinausscheidung	☐	☐
zusätzliche Flüssigkeitsverluste	☐	☐

Abb. 9

Händen *Atembewegungen* feststellbar, oder liegt eine Atemstörung oder ein Atemstillstand vor?
3. Ist der Puls verändert, unregelmäßig, beschleunigt oder nicht mehr tastbar? Ist der Verletzte blaß, die Haut kalt, friert er, bestehen weitere *Schockzeichen,* ist eine Blutung erkennbar (Blutlache oder erheblicher Bluterguß)? Kann eine innere Blutung aufgrund des Unfallherganges angenommen werden, oder sind Anzeichen von Gewalteinwirkungen, also Prellungen am Thorax oder Abdomen, wahrzunehmen?
4. Klagt der Patient über starken *Durst,* ist die Haut in Falten abzuheben, ist die Urinausscheidung gering oder/und bestehen seit längerer Zeit zusätzliche abnorme Flüssigkeitsverluste?
Aus dieser Kurzanalyse ergeben sich bereits wichtige Hinweise, wo aufgrund des Geschehens eine Störung entstanden oder zu befürchten ist und wo sich Ansatzpunkte für die lebensrettenden Sofortmaßnahmen ergeben.
Während in früheren Jahren ganz vorwiegend Traumatisierte als Notfallpatienten zu versorgen waren, beträgt der Anteil der akuten Erkrankungen an der Gesamtzahl der Notfälle ca. 60%, der der Unfallverletzten ca. 40%. Die Erkrankungen umfassen ein breites Spektrum

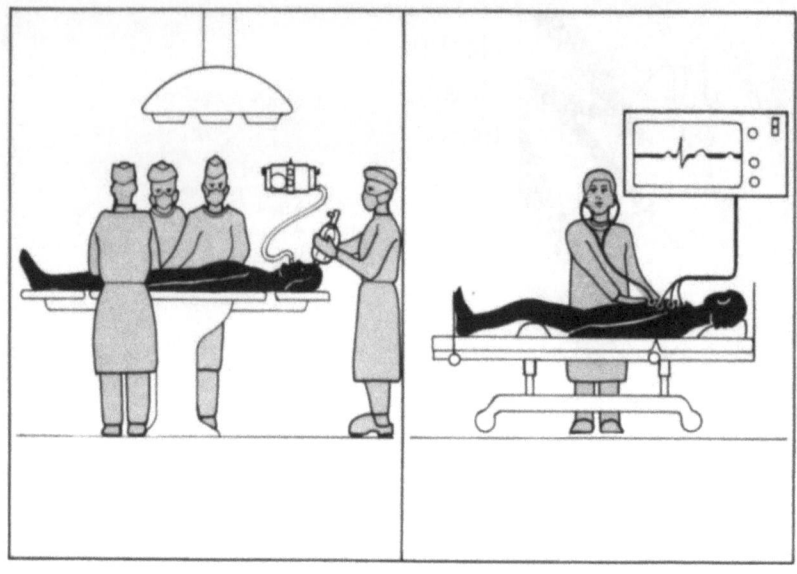

Abb. 10. Notfallpatienten: Unfälle und akute Erkrankungen

vom geschädigten Neugeborenen über die Apoplexie, die Vergiftung, die innere Blutung bis zum Herzinfarkt (Abb. 10).
Außer dem bereits definierten Notfall ist der Patient zu erwähnen, der sich in einer akuten *Notsituation* befindet. Hierzu gehören akute Krankheitszustände mit gravierenden, aber isolierten Störungen von Organfunktionen und/oder heftigen Schmerzen, jedoch ohne eine im Augenblick zu befürchtende Störung der Vitalfunktionen, also ohne eine akute Lebensbedrohung. In diesen Fällen sind lebensrettende Sofortmaßnahmen nicht angezeigt, neben den allgemeinen *Erste-Hilfe-Maßnahmen* kommt nur eine spezielle, vom Arzt durchgeführte *medikamentöse Therapie* in Frage.
Ausgehend von der Definition des Notfallpatienten und der zu befürchtenden oder bereits nachweisbaren Lebensbedrohung ist vom Orte des Geschehens bis zur Klinikaufnahme eine *Rettungskette* (Abb. 11) sicherzustellen. Die Glieder dieser Kette müssen in ihrer Wirkung aufeinander abgestimmt und den jeweiligen Erfordernissen angepaßt sein. Entspricht nur ein Glied der Versorgungskette nicht den notfallmedizinischen Forderungen, werden also eingeleitete lebensrettende Sofortmaßnahmen irgendwann auch nur für eine kurze Zeitspanne unterbrochen oder der Versuch unternommen, sie mit zu gerin-

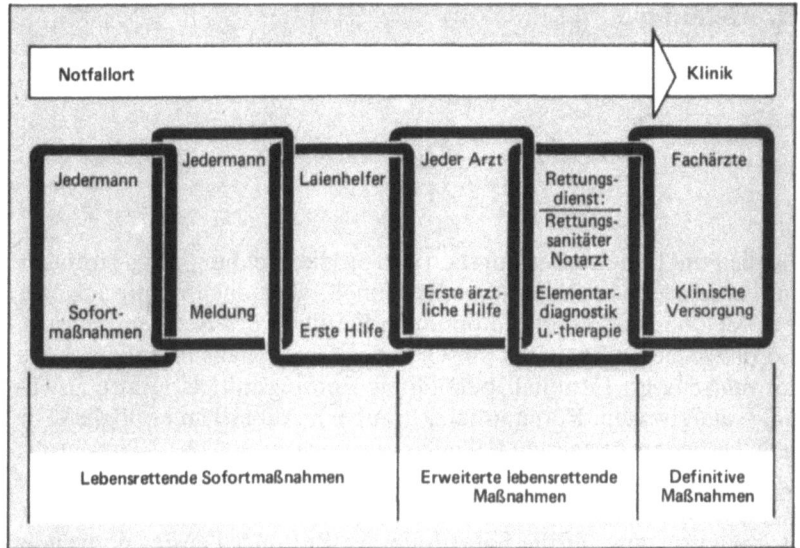

Abb. 11. Rettungskette

gen oder ungeeigneten Mitteln durchzuführen, so ist das Überleben des Patienten in vielen Fällen nicht mehr sicherzustellen. Eine zentrale Bedeutung im Ablauf dieser Rettungskette nimmt der *Rettungsdienst* mit dem Einsatz der modernen *Rettungsmittel* (Rettungswagen, Notarztwagen, Rettungshubschrauber) und der personellen Ausstattung mit *Rettungssanitätern* und *Notärzten* ein. Selbst ein optimal funktionierender Rettungsdienst kann auf eine schnell einsetzende und den Erfordernissen entsprechende Soforthilfe durch Laien und/oder Ärzte nicht verzichten. Rettungssanitäter können also nicht die Soforthilfe durch jedermann ersetzen, Notärzte nicht mögliche Sofortmaßnahmen eines jeden Arztes.

III. Meldung

Für die Funktion der Rettungskette spielt die Meldung eines Notfalles eine entscheidende Rolle. Nur die schnell, aber auch richtig abgegebene Meldung garantiert die optimale Funktion des Rettungsdienstes, also das schnelle Eintreffen am Orte des Geschehens und die richtige Auswahl des im Einzelfall benötigten Rettungsmittels (Rettungswagen, Notarztwagen, Rettungshubschrauber). Außerdem ermöglicht sie die in besonders gelagerten Fällen notwendige zusätzliche Alarmierung der Einrichtungen, z. B. Feuerwehr, Technisches Hilfswerk, die eine Brandbekämpfung, aber auch eine Bergung durchführen können, die als Voraussetzung für die Soforthilfe des Rettungsdienstes notwendig sein kann. Aus zahlreichen Gründen ist die Meldung nach wie vor eines der schwächsten Glieder der Rettungskette geblieben. Die Bevölkerung ist trotz aller Bemühungen noch immer nicht ausreichend darüber informiert, welchen Inhalt eine Meldung haben muß und an wen sie zu richten ist. Allgemein gültige Aussagen lassen sich wegen der unterschiedlichen Situationen und der leider immer noch verschiedenartigen Meldesysteme nicht machen, dennoch können einige wichtige Grundsätze vermittelt werden:
Jeder sollte sich nicht erst im Notfall, sondern bereits vorher in ausreichender Weise
a) über die örtliche *Notrufnummer,*
b) über die Funktion der vorhandenen *Notrufeinrichtungen* (z. B. Notrufsäulen, münzfreie Notruf-Fernsprecheinrichtungen etc.),
c) über die *Art* und den notwendigen *Inhalt* einer Notrufmeldung informieren und zumindest im häuslichen Bereich die Notrufnummer und ein Schema für die Meldung eines Notfalls bereithalten.
Bei einem plötzlich eintretenden Geschehen muß an erster Stelle entschieden werden, wer die möglichen Sofortmaßnahmen durchführt und wer die Meldung abgibt. Derjenige, der die Meldung übernimmt, sollte zumindest die Informationen besitzen, die mit der Meldung weiterzugeben sind. Unvollständige Meldungen führen in jedem Falle zu Zeitverzögerungen.
In Abb. 12 sind einmal die Fragen aufgeführt, die bei einer Notrufmel-

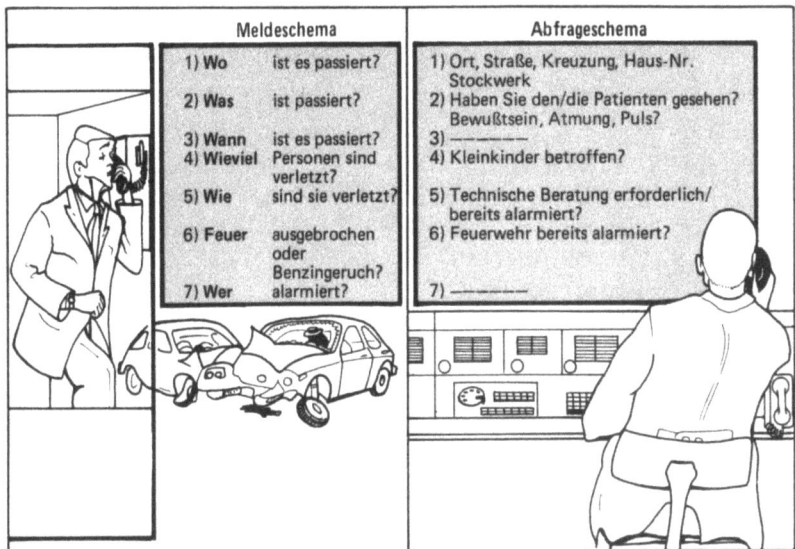

Abb. 12

dung zu beanworten sind, zum anderen läßt sich aus dem Abfrageschema entnehmen, welche Besonderheiten für die die Meldung entgegennehmende Stelle (Rettungsleitstelle, Polizei) besonders wichtig erscheinen.

IV. Rettung und Lagerung

1. Rettung

Eine Rettung ist als erste Aufgabe zu erfüllen, falls sich der Notfallpatient infolge eines speziellen Unfallherganges alleine aufgrund der äußeren Situation in einer Lebensgefahr befindet, aus der er sich, z. B. wegen der erlittenen Verletzungen (Frakturen) oder einer gestörten Bewußtseinslage, nicht mehr selbst befreien kann. Solche Situationen entstehen sowohl bei Verkehrsunfällen, bei Unfällen mit elektrischem Strom oder bei Einwirkung giftiger Gase. Für die Rettung eines Patienten aus der Gefahrenzone kommt der *Rautek-Rettungsgriff* zur Anwendung (Abb. 13).

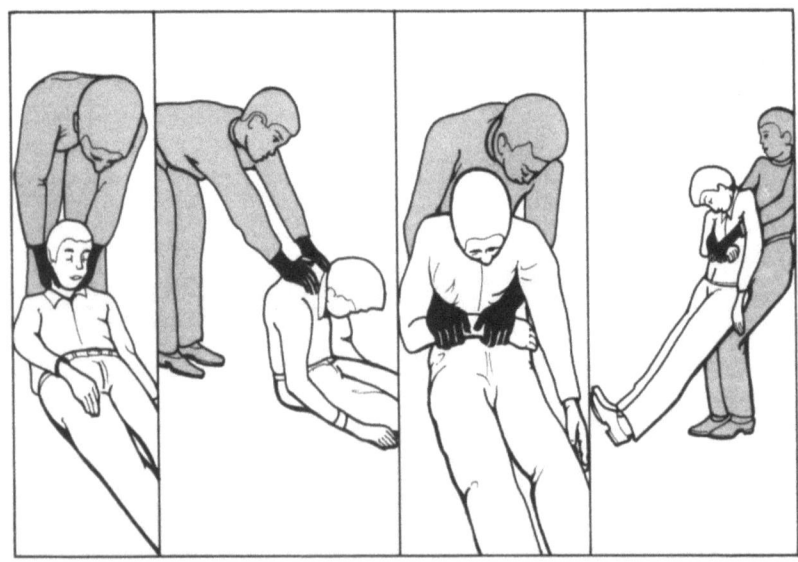

Abb. 13. Rautek-Rettungsgriff

Durchführung. Der Helfer stellt sich mit leicht gespreizten Beinen – die Füße stehen parallel – an den Kopf des Notfallpatienten. Falls der Verletzte nicht ausgestreckt auf dem Rücken liegt, bringt er ihn zunächst in diese Lage. Er beugt sich zum Verletzten herunter, umfaßt mit den ausgestreckten Händen den Nacken und den Hinterkopf und richtet den Betroffenen mit Schwung so auf, daß er in eine sitzende Stellung kommt, wobei der Oberkörper leicht nach vorne geneigt ist. Der Helfer verändert in dieser Phase zunächst nicht die Stellung seiner Füße, seine Hände gleiten vom Nacken auf die Schultergegend des Verletzten, auf diese Weise wird die erreichte sitzende Stellung fixiert. Er tritt nunmehr dicht an den Körper des Verletzten heran, beide Füße stehen parallel zueinander, mit den Knien wird der Körper des Notfallpatienten so abgestützt, daß die Stellung des Oberkörpers erhalten bleibt.

Nunmehr schiebt der Helfer seine beiden ausgestreckten Arme unter den Achselhöhlen des Verletzten hindurch, legt einen der Unterarme quer zum Oberkörper und umfaßt diesen Unterarm mit dem „Affengriff", d. h. Finger und Daumen umgreifen von vorne den Unterarm. Der Helfer richtet sich jetzt in der Wirbelsäule auf, die Knie bleiben gebeugt, er verlagert sein Körpergewicht nach hinten und zieht dabei den Bewußtlosen mit gestreckten Armen auf seine Oberschenkel. Mit kleinen Schritten geht er rückwärts und entfernt den Notfallpatienten aus dem Gefahrenbereich.

Mit dem Rautek-Rettungsgriff lassen sich, bei Einhaltung der beschriebenen Technik, auch relativ schwere Patienten retten, da es nicht nur auf die Kraft des Helfers ankommt, sondern die Technik durch Gewichtsverlagerung und Hebelwirkung ermöglicht wird.

Ist nach einem Autounfall die Rettung eines verletzten oder bewußtlosen Patienten aus dem Fahrzeug erfoderlich, so kommt eine Modifikation des Rautek-Rettungsgriffes zur Anwendung. Der Helfer überprüft zunächst, ob der Betroffene z. B. an den unteren Extremitäten eingeklemmt ist. Durch geeignete Maßnahmen, unter anderem durch das Zurückstellen des Sitzes, werden die Voraussetzungen für die Rettung geschaffen. An den Kleidungsstücken umgreift der Helfer die Hüftpartien des Verletzten und zieht ihn so weit herum, daß der Rücken frei wird. Dann folgen die bereits beschriebenen Phasen des Rettungsgriffes, der Helfer greift mit gestreckten Armen unter den Achselhöhlen des Verletzen durch, legt den unverletzten Unterarm quer zum Körper, erfaßt diesen Unterarm, geht in leichte Kniebeuge, richtet sich wiederum in der Wirbelsäule auf und zieht den Verletzten auf seine Oberschenkel.

2. Lagerung

Von der Art der Verletzung oder Erkrankung, von der Bewußtseinslage und dem Zustand der vitalen Funktionen wird die Art der Lagerung bestimmt. Lagerungsmaßnahmen verhindern einmal eine Verschlimmerung eines lebensbedrohlichen Zustandes, zum anderen kommen sie während der Reanimation oder während des Transportes zur Unterstützung der lebensrettenden Sofortmaßnahmen zur Anwendung.

2.1 Seitenlagerung

Ist ein Notfallpatient bewußtlos oder besteht eine deutliche Einschränkung der Bewußtseinslage, so wird er sofort in eine Seitenlagerung gebracht. Diese Lagerung garantiert freie Atemwege und verhindert insbesondere bei Blutungen oder Erbrechen die Aspiration. Eine Seitenlagerung ist bei den genannten Voraussetzungen obligatorisch, der Notfallpatient bleibt nur dann in Rückenlage, wenn die Atemfunktion gestört oder aufgehoben ist, d. h. wenn eine Atemspende oder eine Beatmung mit Hilfsmitteln zur Anwendung kommen muß. Daraus ergibt sich: Bei jedem Notfallpatienten müssen sofort die *Bewußtseinslage* und die *Atemfunktion* überprüft werden. Das Ergebnise bestimmt die Art der Lagerung (Abb. 14).

Durchführung. Der Helfer tritt seitlich an den Patienten heran, hebt das Becken in Höhe des Hüftgelenkes an und schiebt den gleichseitigen Arm gestreckt unter das Gesäß. Die Handfläche ist dabei der Unterlage zugewandt. Das Bein der gleichen Seite wird im Knie- und Hüftgelenk gebeugt, die Ferse so weit wie möglich dem Gesäß des Patienten genähert. Diese Ausgangssituation ist für die Stabilität der Lagerung von entscheidender Bedeutung. Danach wird der Bewußtlose an Schulter- und Hüftpartie der gegenüberliegenden Seite erfaßt und mit leichtem Schwung auf die dem Helfer zugewandte Seite herübergezogen. Anschließend sind noch zwei Korrekturen der erreichten Seitenlagerung durchzuführen:
a) Der *Kopf* des Bewußtlosen wird im Nacken so weit wie möglich *überstreckt*, das Gesicht dabei leicht zur Unterlage hin gedreht. Diese Maßnahme entspricht der Technik des Freimachens der Atemwege. Die Atemwege sind nunmehr auch in der Seitenlagerung frei. Blut, Schleim und Erbrochenes können ohne die Gefahr einer Aspiration nach außen abfließen. Zur Fixierung des Kopfes in

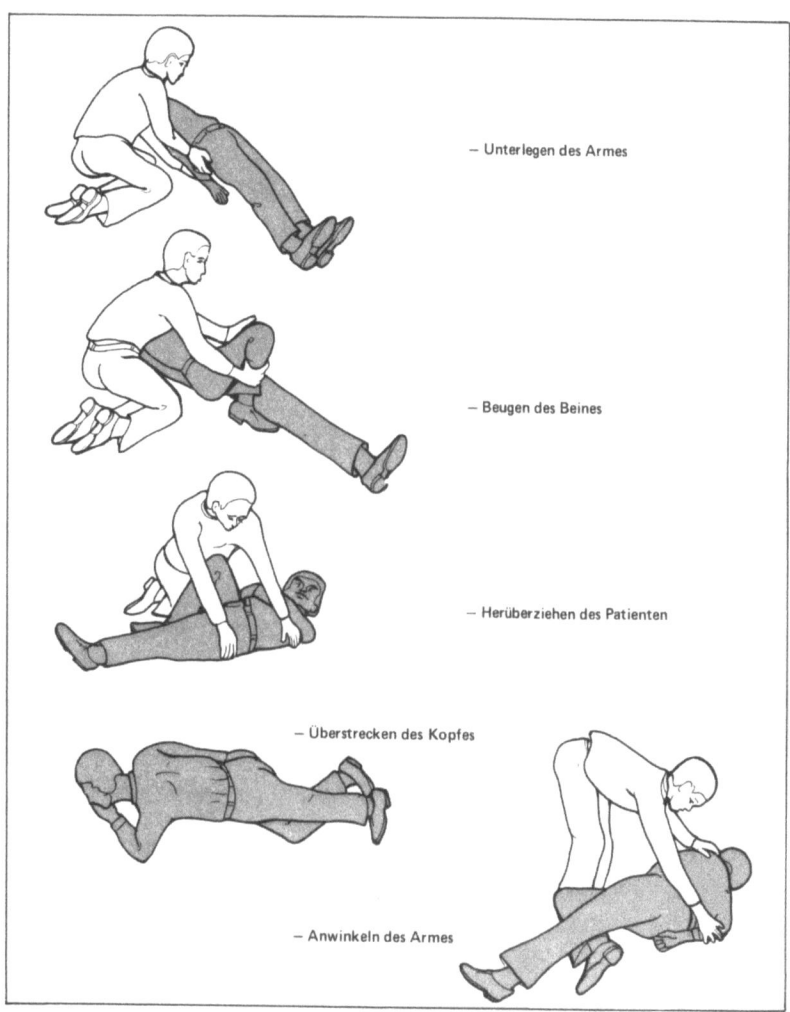

Abb. 14. Seitenlagerung

dieser Lage wird die vorne liegende Hand flach unter das Kinn des Bewußtlosen geschoben.
b) Der auf der Rückenseite liegende Arm wird in eine leicht abgewinkelte Stellung gebracht, um die Stabilität der nunmehr definitiv erreichten Seitenlagerung zu verbessern.

Nur bei bewußtlosen Patienten, bei denen eine Verletzung der Wirbelsäule bekannt oder wahrscheinlich ist (z. B. Sturz aus größerer Höhe), muß auf die Durchführung der stabilen Seitenlagerung verzichtet werden, um einer Schädigung des Rückenmarkes vorzubeugen. Dann ist allerdings in Rückenlage eine ununterbrochene Überwachung erforderlich, um eine Verlegung der Atemwege zu vermeiden und die Aspirationsgefahr zu vermindern.

2.2 Lagerung bei Störungen am respiratorischen System

Folgende Notfälle mit *Störungen des respiratorischen Systems* machen eine gezielte Lagerung erforderlich:
- Atemnot,
- Thoraxverletzungen,
- Lungenödem.

a) Atemnot
Bei allen Erkrankungen, bei denen die Ein- und/oder die Ausatmung erschwert sind, wird der Oberkörper des Patienten hochgelagert. Typische Beispiele sind das Asthma und Schwellungen im Bereich der Luftwege. Durch die erhöhte Lagerung des Oberkörpers wird die Beweg-

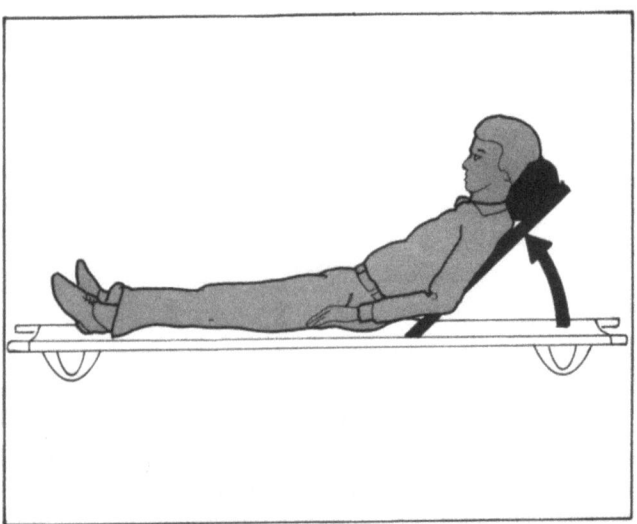

Abb. 15. Lagerung bei Atemnot

lichkeit der Atemmuskulatur, der Zwischenrippenmuskulatur, der Atemhilfsmuskulatur, besonders aber des Zwerchfells verbessert (Abb. 15).

Durchführung. Unterpolsterung des Oberkörpers mit Kissen, Decken etc. oder Anheben des „Kopfteils" einer Krankentrage im Winkel von ca. 30°. Die Patienten geben von sich aus die besten Hinweise, welche Oberkörperschräglage für sie optimal ist.

b) Thoraxverletzungen
Thoraxverletzungen lösen häufig eine schmerzbedingte Hemmung der Atembewegungen des betroffenen Bereiches aus (Abb. 16).

Durchführung. Der Patient wird auf die verletzte Seite gelagert. Durch die damit erreichte Ruhigstellung ist eine Schmerzlinderung und eine Verbesserung der Atemfunktion möglich. Diese Lagerung sollte jedoch nicht erzwungen werden, in Einzelfällen kann der Patient sogar vermehrte Schmerzen äußern, dann ist alternativ die bereits beschriebene Rückenlage mit erhöhtem Oberkörper anwendbar.

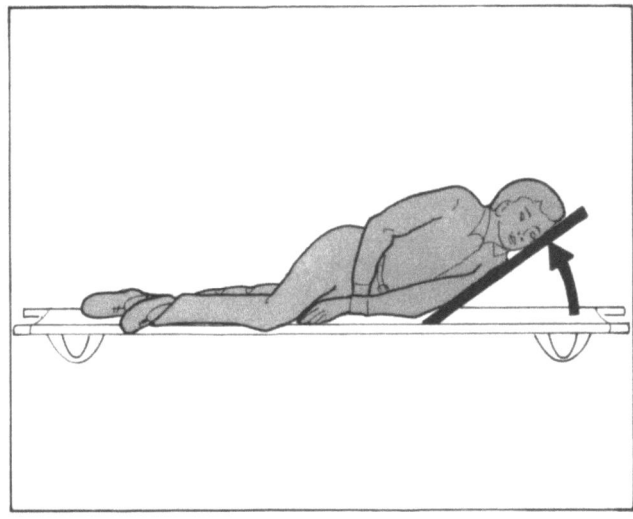

Abb. 16. Lagerung bei Thoraxverletzungen

c) Lungenödem

Ein Lungenödem kann sich als Folge einer kardialen Insuffizienz, aber auch nach Schädigung der Alveolen durch Reizgase entwickeln (Abb. 17).

Das Ziel dieser speziellen Lagerung besteht darin, eine Drucksenkung im Lungenkreislauf zu erreichen.

Durchführung. Der Oberkörper wird in einer Stellung von 80–90° aufgerichtet und mit geeignetem Material unterpolstert. Steht eine Trage zur Verfügung, wird der Kopfteil entsprechend hochgestellt, der Patient läßt zusätzlich beide Beine von der Trage herunterhängen.

2.3 Lagerung bei Störungen des zirkulatorischen Systems

Alle schwerwiegenden *Störungen des Herz-Kreislauf-Systems* verlangen unterschiedliche Lagerungsformen. Von besonderer Wichtigkeit sind folgende Notfälle:
- Volumenmangelschock,
- kardiogener Schock,
- Kavakompressionssyndrom.

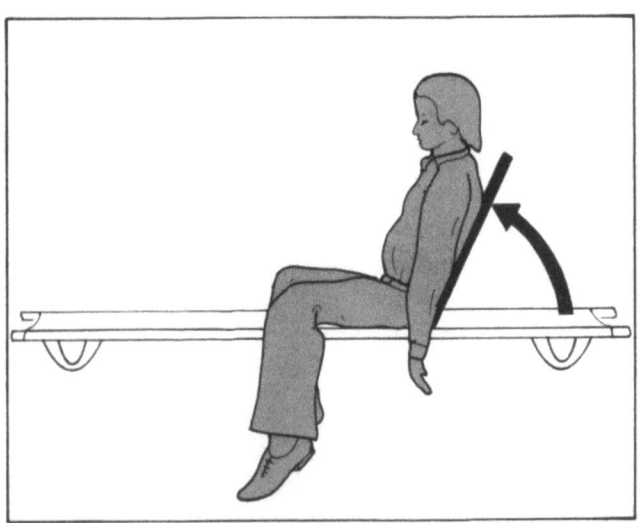

Abb. 17. Lagerung bei Lungenödem

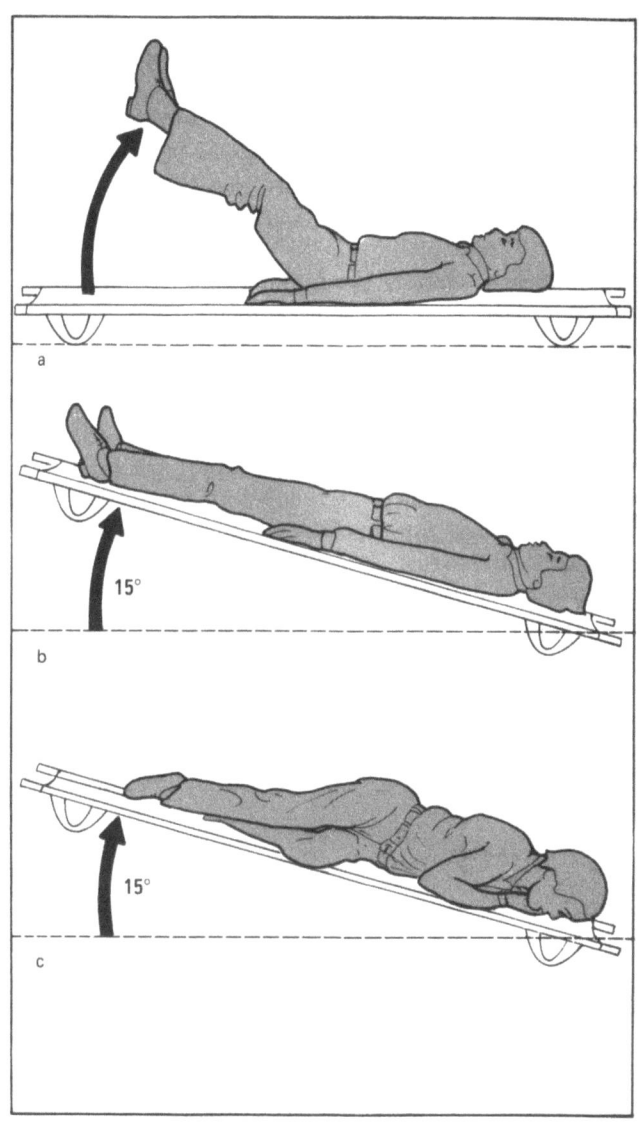

Abb. 18. Lagerung bei Volumenmangelschock

a) Volumenmangelschock

Bei einem drohenden oder bereits ausgeprägten Schock, der als Folge eines Mangels an zirkulierendem Blutvolumen eintritt, kommen *Schocklagerungen* mit dem Ziele zur Anwendung, einen verstärkten Rückfluß von Blut aus den Beinen und dem Bauchraum zum Herzen zu erreichen und damit eine noch ausreichende Durchblutung der lebenswichtigen Organe (Herz, Lungen, Gehirn) zu sichern (Abb. 18).

Durchführung. Bereits bei jedem Verdacht auf einen entstehenden Schock erfolgt als erstes eine *Flachlagerung*. Reicht diese Form bei stärkeren Blutverlusten nicht aus, so werden die Beine des Patienten durch Anheben in eine sogenannte *Taschenmesserposition* gebracht. Die Beine können in dieser Position durch einen zusätzlichen Helfer gehalten oder auch durch geeignete Gegenstände (Autositz, umgekehrter Stuhl etc.) in der erforderlichen Lage fixiert werden. Bei einer ausgeprägten Schocksymptomatik und sobald eine Trage zur Verfügung steht, wird eine leichte *Schräglage* – Kopf tief, Beine hoch – hergestellt. Bei dieser Schocklage soll das Fußende jedoch nicht mehr als ca. 20 cm angehoben werden (ca. 15°). Eine stärkere Schräglagerung führt zu einem Druck der Bauchorgane gegen das Zwerchfell und damit zu einer Einschränkung der Zwerchfellbeweglichkeit, also der

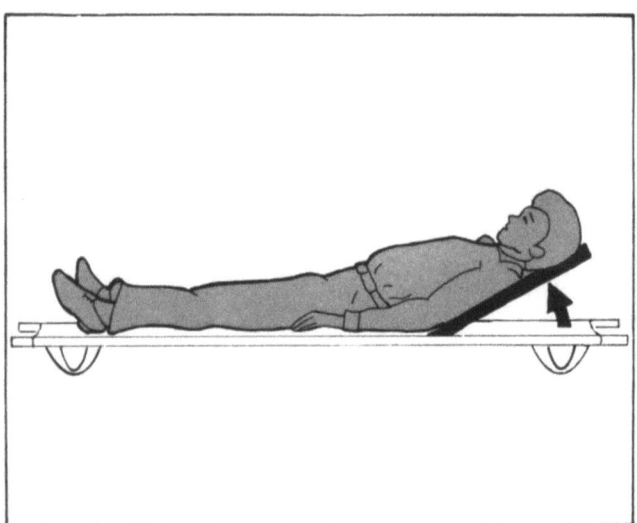

Abb. 19. Lagerung bei kardiogenem Schock

Atemfunktion. Zusätzlich besteht die Möglichkeit, die Beine in die beschriebene Taschenmesserposition zu bringen.
Ist der Patient zusätzlich bewußtlos, so erfolgt die Schräglage in der bereits beschriebenen Seitenlagerung.

b) Kardiogener Schock
Wird ein Schockbild durch ein akutes Linksherzversagen, z. B. nach einem Herzinfarkt, ausgelöst, entwickeln sich häufig durch eine Lungenstauung Symptome der Atemnot. Die betroffenen Patienten müssen, trotz erniedrigter Blutdruckwerte, mit mäßig erhöhtem Oberkörper bei flacher Position der Beine gelagert werden (Abb. 19).

Durchführung. Unterpolsterung des Oberkörpers oder Hochstellung des Kopfteiles der Krankentrage.

c) Kavakompressionssyndrom
Bei Schwangeren kann der Uterus in Rückenlage die Vena cava komprimieren, damit den Rückfluß des Blutes zum Herzen so stark vermindern, daß eine schwere Schocksymptomatik auftritt. Aus diesem Grunde dürfen Schwangere grundsätzlich nur in Seitenlagerung transportiert werden. Durch die Linksseitenlagerung läßt sich die beschriebene Kompressionsgefahr vermeiden (Abb. 20).

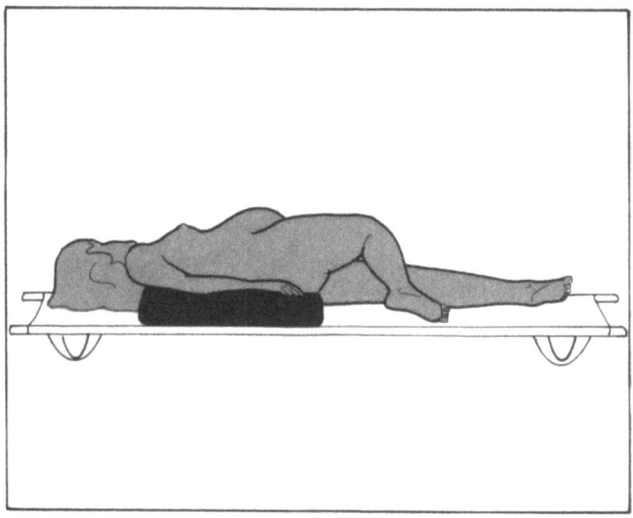

Abb. 20. Lagerung bei Kavakompressionssyndrom

Durchführung. Die Schwangere wird aufgefordert, eine linke Halbseitenlagerung einzunehmen und das rechts oben liegende Bein anzuziehen. Der Rücken wird durch einen geeigneten Gegenstand (Kissen, Polster) unterstützt.

2.4 Lagerung bei speziellen Verletzungen

Folgende Verletzungen erfordern eine *spezielle Lagerung* des Patienten:
- Schädel-Hirn-Traumen,
- Gesichtsverletzungen,
- Blutungen im Mund-Rachen-Raum,
- Rückenmarksschädigungen,
- Bauchverletzungen.

a) Schädel-Hirn-Traumen

Bei allen schweren *Schädelverletzungen,* insbesondere bei offenen Frakturen, besteht die Gefahr, daß sich kurzfristig ein erhöhter Hirndruck entwickelt (Abb. 21).

Das Ziel der speziellen Lagerung besteht in der Verminderung der Hirndurchblutung als vorbeugende Maßnahme zur schnellen Entstehung eines vermehrten Hirndruckes.

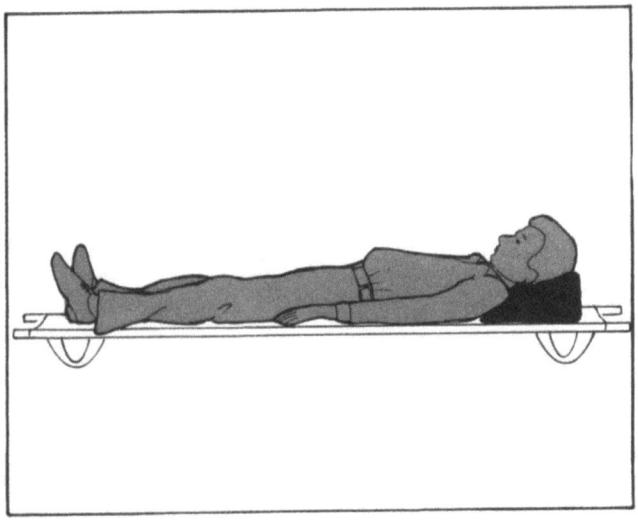

Abb. 21. Lagerung bei Schädel-Hirn-Trauma

Durchführung. Der Kopf des Verletzten wird leicht unterpolstert oder der Kopfteil der Trage angehoben. Ist jedoch gleichzeitig ein *Schock* vorhanden oder bestehen Hinweise auf einen *Schädelbasisbruch* (Blutungen aus Mund, Nase oder Ohren), muß der Transport in Flach- oder gar Kopftieflagerung erfolgen. Bei Schädelbasisbrüchen entsteht bei Hochlagerung des Kopfes die Gefahr einer Luftembolie (negativer Druck in den durch die Fraktur eröffneten Sinus).

b) Gesichtsverletzungen – Blutungen im Mund-Rachen-Raum

Bei *Kiefer- und Gesichtsverletzungen* kann in Abhängigkeit von der Lokalisation und Schwere der Blutungen eine Störung der Atemfunktion eintreten. Die Wirkung besteht darin, bei einem nicht intubierten Patienten das Abfließen des Blutes sicherzustellen (Abb. 22).

Durchführung. Der Patient wird in Bauchlage gebracht, Unterpolsterung der Stirn und Brustregion.

c) Schädigung der Wirbelsäule

Besteht der Verdacht auf eine *Schädigung der Wirbelsäule* (Frakturen, Luxationen), oder wird eine Beckenfraktur vermutet, so ist der Verletzte auf fester Unterlage flach zu lagern. Das Ziel besteht darin,

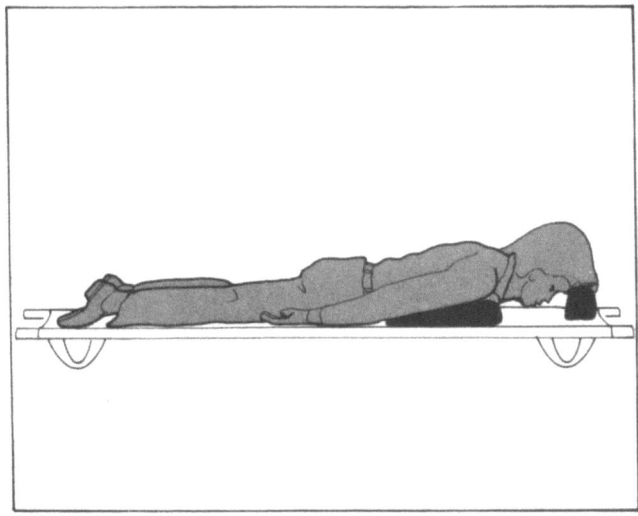

Abb. 22. Lagerung bei Gesichtsverletzungen

Verschiebungen der Knochenfragmente und dadurch mögliche Schädigungen des Rückenmarkes zu vermeiden (Abb. 23).

Durchführung. Am Unfallort wird der Patient vor der Transportlagerung nach Möglichkeit nicht bewegt. Das Anheben erfolgt durch mehrere Helfer, die auf Kommando gleichzeitig den Patienten gestreckt auf die Trage umlagern. Arzt oder Rettungssanitäter heben den Kopf und halten ihn unter mäßigem Dauerzug.

Im Rettungsdienst wird für den Transport dieser Verletzten ausschließlich eine *Vakummatratze* verwendet. Nach der entsprechenden Lagerung des Patienten und nach Evakuierung der Matratze entsteht eine Fixierung wie in einem Gipsbett.

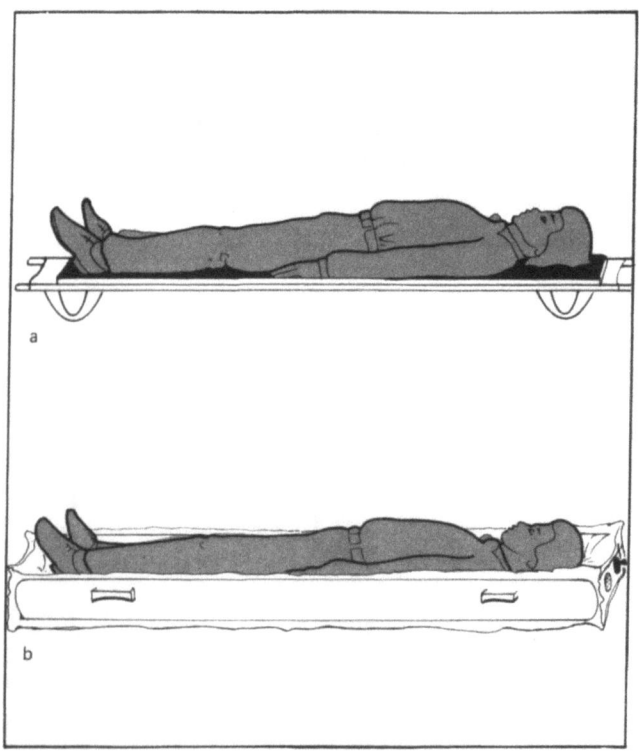

Abb. 23. Lagerung bei Rückenmarksschädigungen

d) Bauchverletzungen – Akutes Abdomen

Bei allen Patienten mit *Verletzungen des Bauchraumes* oder nach Perforationen, z. B. eines Magenulkus, entstehen infolge der Reizung des Peritoneums starke Schmerzen. Die Wirkung der Lagerung besteht darin, eine Entspannung der Bauchdecken und damit eine Schmerzlinderung zu bewirken (Abb. 24).

Durchführung. Der Oberkörper wird in eine leichte Schräglage gebracht, die Knie werden abgewinkelt und mit einer behelfsmäßig hergestellten Knierolle unterpolstert. Bei einer gleichzeitig vorhandenen Schocksymptomatik ist eine weitere Modifikation in der bereits beschriebenen Form möglich, d. h. das Fußende der Trage wird für ca. 20 cm angehoben.

Zusammenfassend ist zur Beschreibung der speziellen Lagerungsmaßnahmen festzustellen, daß
a) die dargestellten Positionen jederzeit durch Improvisationen herstellbar sind und
b) in Abhängigkeit von der Kombination unterschiedlicher Verletzungen Modifikationen notwendig werden.

Alle Lagerungsmaßnahmen haben die Zielsetzung, weitere Komplikationen zu vermeiden und die übrigen Sofortmaßnahmen, die auf eine Stabilisierung der vitalen Funktion ausgerichtet sind, zu unterstützen.

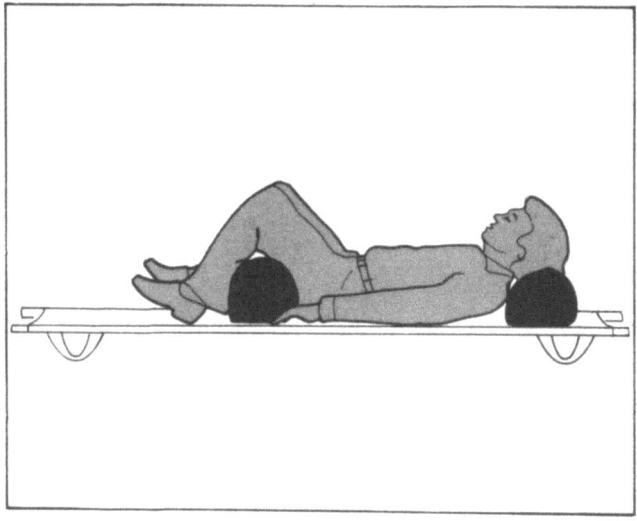

Abb. 24. Lagerung bei akutem Abdomen

V. Störungen am respiratorischen System – Ursachen, Anzeichen, Sofortmaßnahmen

1. Ursachen

Nahezu allen bedrohlichen Störungen der Atemfunktion gemeinsam ist das Leitsymptom *Dyspnoe,* die erschwerte und nur unter zusätzlichem Kraftaufwand mögliche Atmung. In vielen Fällen ist mit dem Leitsymptom Dyspnoe auch eine *Zyanose* verbunden. Die Entstehung einer Zyanose ist von der vorhandenen Hämoglobinmenge abhängig, nach stärkeren Blutungen tritt trotz des O_2-Mangels keine Zyanose auf (Abb. 25).

Störungen der Atemfunktion können ihren Ausgang nehmen von *Erkrankungen und Verletzungen des zentralen Nervensystems* auf der Basis von Traumen, chemischen Reizen am Atemzentrum, Infektionen

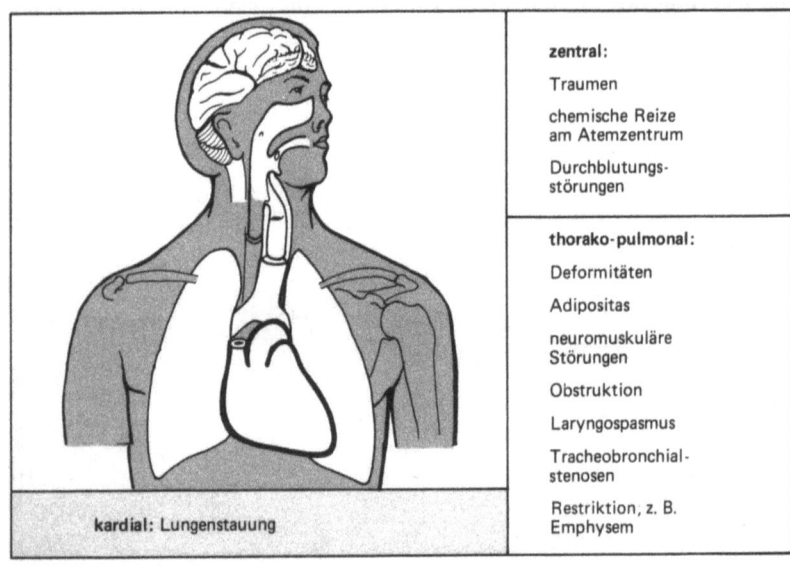

Abb. 25. Leitsymptom: Dyspnoe

und Durchblutungsstörungen. Sie können darüber hinaus auch *thorakopulmonale Ursachen,* wie Deformitäten, Adipositas, neuromuskuläre Störungen mit Auswirkungen an der Interkostal- oder Zwerchfellmuskulatur, durch Obstruktionen, Laryngospasmus, Stenosen des Tracheobronchialsystems und Vorerkrankungen der Lungen, wie z. B. einem Emphysem, bedingt sein. Aber auch *kardiale* bzw. *kardiozirkulatorische Ursachen* führen zu einer Dyspnoe, falls als Folge einer Herzinsuffizienz eine Lungenstauung mit Behinderung des Gasaustausches entsteht oder aus einem Blutvolumenmangel eine unzureichende Lungenperfusion resultiert. Die wesentlichsten Auswirkungen der Ventilationsstörungen sind in der Verminderung des Sauerstoffgehaltes des Blutes, der *Hypoxämie,* und der daraus resultierenden Sauerstoffnot der Gewebe, der *Hypoxie,* zu sehen. Als Folge einer Verminderung der Ventilation kann es auch zu einer Ansammlung von CO_2 im Organismus kommen, die *Hyperkapnie* kann jedoch nicht zwangsläufig als Begleiterscheinung einer Ventilationsstörung gelten.

Eine weitergehende Aufteilung der *Ursachen* für einen *Sauerstoffmangel* des Blutes und der Gewebe läßt sich mit den folgenden Darstellungen durchführen.

Falls die *Umgebungsluft* nicht genügend Sauerstoff enthält, kommen ursächlich in Frage:

a) Der Sauerstoffpartialdruck ist in größeren Höhen vermindert.
b) Bei bestimmten Gasvergiftungen enthält die Umgebungsluft zwar noch genügend Sauerstoff, das gleichzeitig z. B. in der Umgebungs-

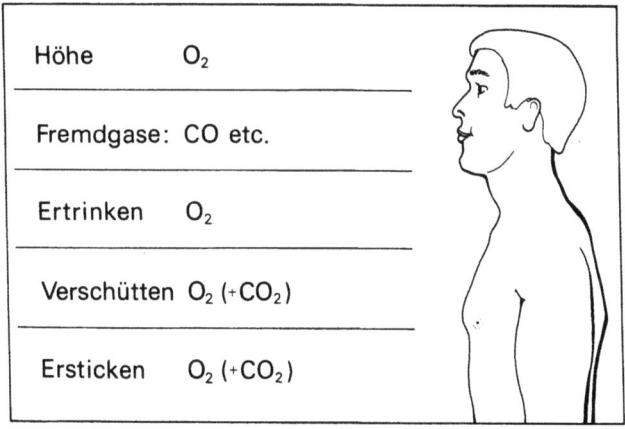

Abb. 26. Hypoxie durch Störungen des O_2-Antransportes

luft vorhandene Kohlenmonoxyd verfügt jedoch über eine wesentlich höhere Affinität zum Hämoglobin als der Sauerstoff selbst.
c) Die Sauerstoffkonzentration der umgebenden Atmosphäre ist erniedrigt oder auf Null gesenkt, z. B. bei Ertrinkungsunfällen, bei Verschüttungen und allgemein bei jeder Form des Erstickens. Bei Verschüttungs- und Erstickungsunfällen tritt eine zusätzliche Anreicherung von CO_2 ein (Abb. 26).

Die im folgenden aufgeführten Entstehungsmechanismen einer Hypoxämie und Hypoxie sind mit einer Hypoventilation, also einer Verminderung des Atemminutenvolumens verknüpft. Als Ursachen sind zu nennen: Störungen der zentralen *Atemregulation* nach Schädel-Hirn-Verletzungen, *Medikamente* mit Einfluß auf die Atemregulation bzw. Atemmuskulatur und die Wirkung exogener oder endogener *Gifte*. Schwerwiegende Störungen entstehen aber auch als Folge zerebraler *Durchblutungsstörungen* bis hin zur Apoplexie. Unter dem Einfluß einer *Hypothermie* wird das Atemminutenvolumen, damit der Gasaustausch in der Lunge eingeschränkt (Abb. 27).

Im Rahmen der Notfallmedizin nimmt die *partielle* oder *totale Verlegung* der Atemwege als Ursache einer Hypoxämie und Hypoxie den

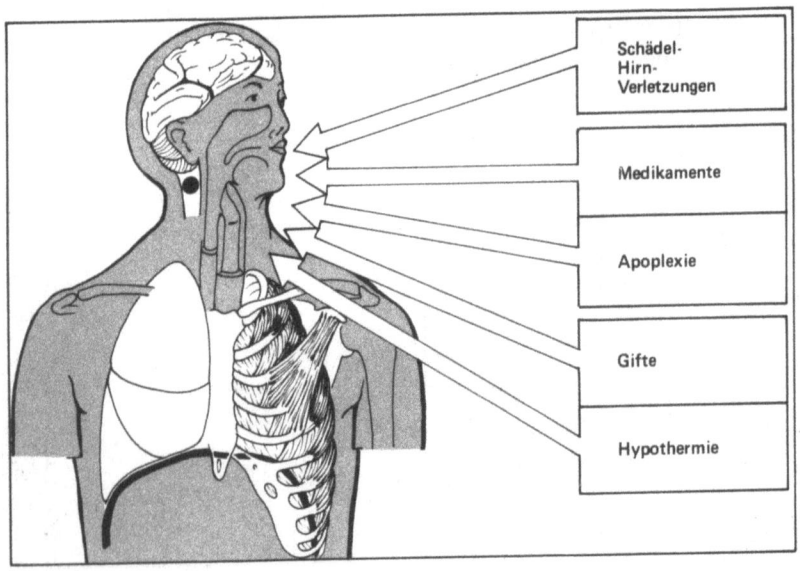

Abb. 27. Hypoxie durch Hypoventilation I: Störungen der zentralen Atemregulation

breitesten Raum ein. Allein die zurückgefallene Zunge des bewußtlosen Patienten kann in kurzer Zeit zu einer totalen Verlegung der oberen Luftwege führen. Ähnliche Auswirkungen haben die Aspiration eines Bolus, die Aspiration von Sekret, Blut und Erbrochenem, aber auch eine Schleimhautschwellung, wie sie z. B. nach Insektenstichen, im Rahmen von Erkrankungen, wie der Diphtherie, dem Pseudokrupp, nicht zuletzt nach einem Verbrennungstrauma, auftreten. Ähnlich wie Verlegungen wirken sich krampfartige Verengungen im Larynxbereich, wie ein Laryngospasmus (z. B. bei Ertrinkenden), aus. Widerstandserhöhungen im Bereich der Luftwege führen ebenfalls zu einer Hypoventilation, als Beispiel ist hier das Asthma bronchiale zu nennen (Abb. 28).

Eine Hypoventilation kann jedoch auch als Folge einer *Behinderung der Thoraxbeweglichkeit* entstehen. So z. B. durch eine partielle oder totale Zerstörung der Thoraxstabilität, wie sie bei Rippenfrakturen, nach Thoraxkompressionen und -kontusionen zu beobachten ist. Bei einer traumatisch bedingten Schädigung der Interkostalmuskulatur oder des Zwerchfells muß es ebenfalls zwangsläufig zu einer Hypoventilation kommen (Abb. 29).

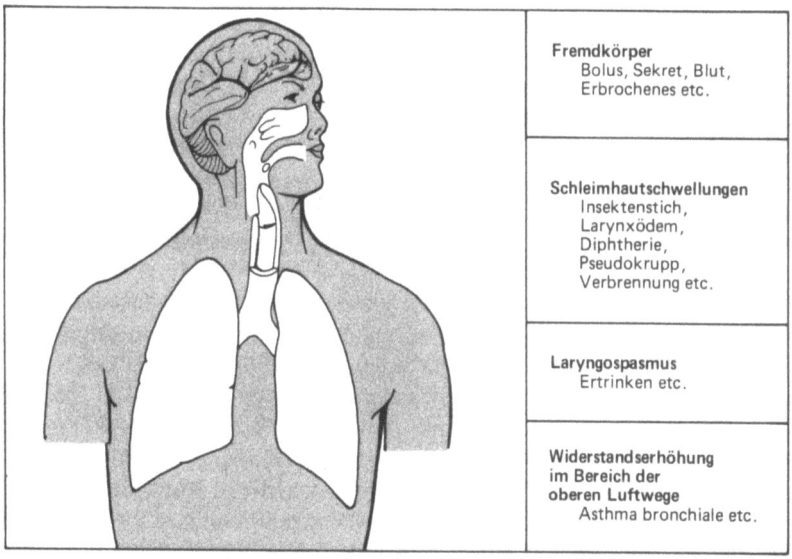

Abb. 28. Hypoxie durch Hypoventilation II: partielle oder totale Verlegung der Atemwege

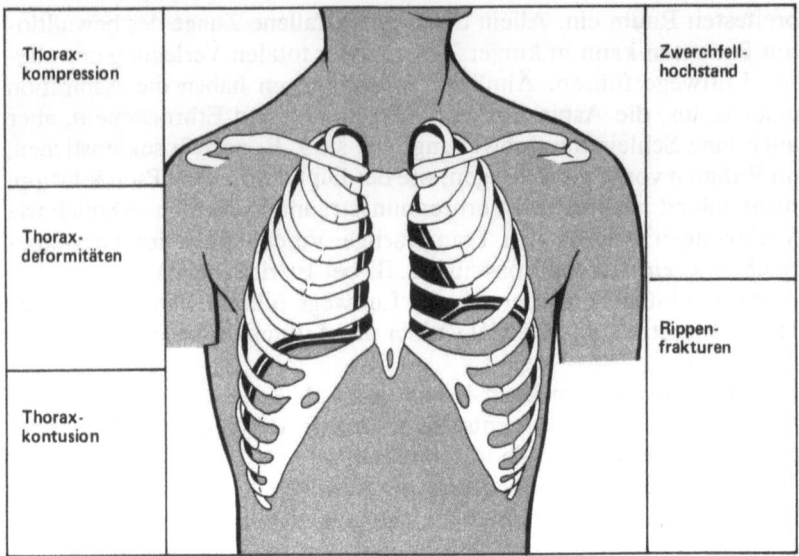

Abb. 29. Hypoxie durch Hypoventilation III: Behinderung der Thoraxbeweglichkeit

Die für eine ausreichende Atemfunktion notwendigen koordinierten Bewegungen des Thorax (In- und Exspiration) werden über den zentralen Antrieb hinaus durch die koordinierten Bewegungen der Zwerchfell- und Interkostalmuskeln bewirkt. Jede Einschränkung und Behinderung oder der Ausfall des *neuromuskulären Antriebs,* z. B. auf der Basis von Verletzungen des Rückenmarkes, von Erkrankungen des zentralen Nervensystems, auf der Basis medikamentöser Einwirkungen oder Vergiftungen, behindern oder lähmen die Beweglichkeit der muskulären Elemente und führen somit zur Hypoventilation oder zum Atemstillstand (Abb. 30).
Selbst wenn Statik und Funktion des knöchernen Thorax erhalten sind, kann die Ausdehnungsfähigkeit einer oder beider Lungen durch eine Vielzahl von Ursachen behindert sein. Beispielhaft sei hier der *Pneumothorax* genannt, also die Luftansammlung im Pleuraraum, die die Ausdehnungsfähigkeit der Lunge behindert. Bei mehr als 40% aller Mehrfachverletzten besteht ein Thoraxtrauma. Der Pneumo- und Hämatothorax stellen eine häufige und folgenschwere Komplikation dar. Zu ähnlichen Auswirkungen führen Ansammlungen von Flüssigkeiten im Pleuraraum, wie bei einer Pleuritis. Schließlich können Veränderungen der Lungenstruktur, wie eine Lungenfibrose oder das Lungenemphysem, eine Hypoventilation bewirken (Abb. 31).

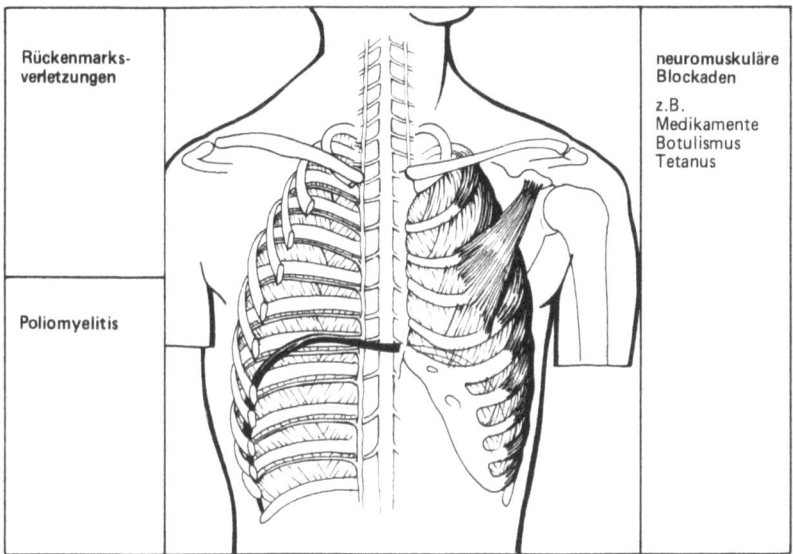

Abb. 30. Hypoxie durch Hypoventilation IV: neuromuskuläre Ursachen

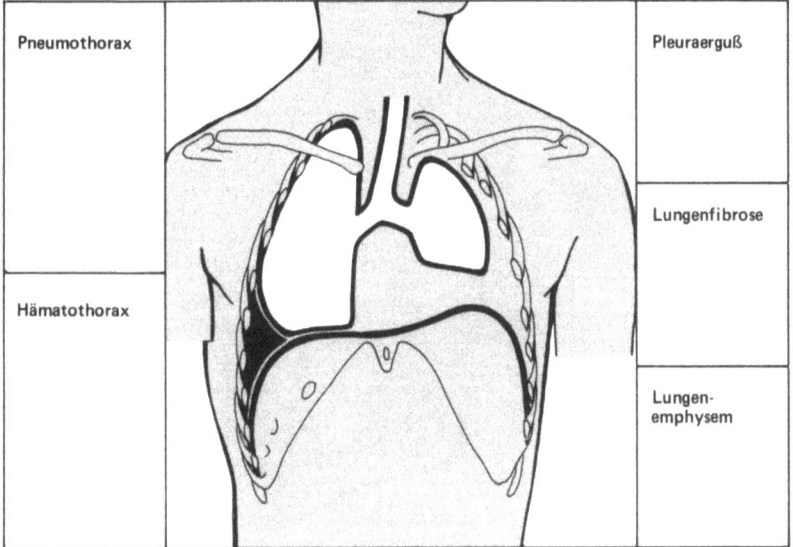

Abb. 31. Hypoxie durch Hypoventilation V: Behinderung der Ausdehnungsfähigkeit der Lunge

Eine quantitativ normale Ventilation bedeutet nicht, daß auch der *Gasaustausch* suffizient ist. Das eingeatmete Atemvolumen kann in unzureichender Weise auf die verschiedenen Lungenareale verteilt werden und dadurch eine Hypoxie auslösen. Beispiele für derartige *Verteilungsstörungen* sind:
a) Regionale Elastizitätsverluste des Lungengewebes treten z. B. beim Lungenemphysem auf.
b) Regionale Obstruktionen werden beim Asthma bronchiale und der Brochitis beobachtet, hier ist der Widerstand der zu den Alveolen führenden Bronchien und Bronchiolen erhöht, die Einatmungsluft erreicht diese Areale nicht oder nicht in genügendem Umfange.
c) Ein regionaler Ventilverschluß kann z. B. durch bronchiale Schleimpfropfe bedingt sein.
d) Durch örtliche Veränderungen, wie sie z. B. nach einer Lungenkontusion oder Blutung in das Lungengewebe eintreten, entstehen Kompressionsatelektasen (Abb. 32).

Als weitere Ursachen sind schließlich *Störungen der Diffusion* von Sauerstoff und Kohlendioxyd aus der Alveole in die Lungenkapillare bzw. umgekehrt zu nennen. Die Diffusion kann eingeschränkt oder aufgehoben sein, falls die Alveolen kollabiert oder mit Flüssigkeit gefüllt sind, aber auch die Diffusionsstrecke kann, wie z. B. beim Lun-

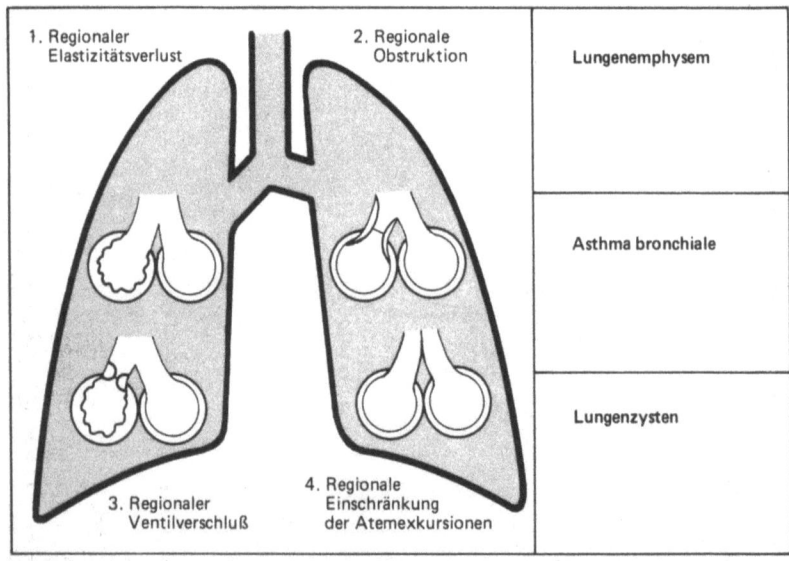

Abb. 32. Hypoxie durch Störungen der Verteilung der Inspirationsluft

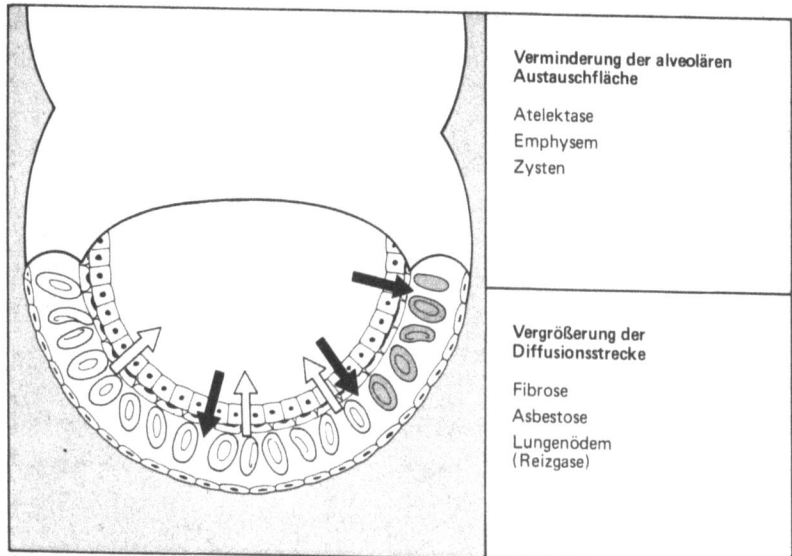

Abb. 33. Hypoxie durch Störungen der Diffusion

genödem und bei Einwirkung giftiger Gase, verlängert sein (Abb. 33). Die Einengung der Lungenstrombahn, wie sie nach Thrombosen und Embolien auftritt, und schließlich Veränderungen der O_2-Transportfähigkeit des Blutes, wie sie bei einer Anämie, einer Hypovolämie und pathologischen Hämoglobinverbindungen zu beobachten sind, werden zur Ursache einer Gewebehypoxie.

Die hier in Kurzform dargestellten mannigfachen Ursachen können nur das Verständnis für die Zusammenhänge vermitteln, die bei der Analyse einer Störung der Atemfunktion zu beachten sind. Für die Praxis bewährt sich zur Lokalisation der Störung und ohne sie in jedem Falle genau differenzieren zu können, die im folgenden dargestellte *Checkliste* (Abb. 34).

Zu 1. Die Atemluft

Hier handelt es sich um eine schnell erkennbare oder ausschließbare Veränderung innerhalb der Troposphäre.

Zu 2. Störungen der Atemregulation

Eine zentrale Störung, traumatisch oder durch akute Erkrankungen bedingt, zeigt als Leitsymptom – freie Atemwege vorausgesetzt – eine Bradypnoe oder Apnoe.

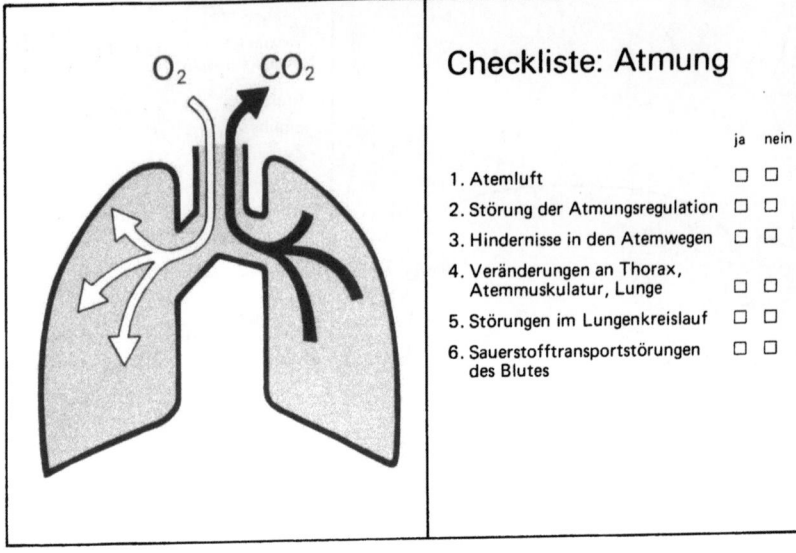

Abb. 34

Zu 3. Hindernisse in den Atemwegen
Eine partielle oder vollständige Verlegung der Atemwege ist in allen Etagen und durch eine Vielzahl von Ursachen möglich. Im allgemeinen läßt sich der Verdacht aus dem vorausgegangenen Geschehen ableiten.

Zu 4. Veränderungen am Thorax, an der Atemmuskulatur und an der Lunge
An erster Stelle sind hier Thoraxverletzungen zu nennen, deren Auswirkungen im vorausgehenden ausführlicher beschrieben wurden. Periphere Atemlähmungen oder auch ein Krampfzustand der Atemmuskulatur lassen sich aus dem Ablauf des vorliegenden Krankheitsbildes erklären.

Zu 5. Störungen im Lungenkreislauf
Veränderungen der Diffusion und Störungen im Lungenkreislauf lassen sich durch die Atemform, durch die Art des akuten Ereignisses oder die Auskultation vermuten.

Zu 6. Sauerstofftransportstörungen des Blutes
Störungen des Sauerstofftransportes sind insbesondere bei einem gleichzeitig bestehenden schweren Schock oder einer Vergiftung mit Gasen anzunehmen.

2. Anzeichen für Störungen am respiratorischen System

Im folgenden werden *Symptome* abgehandelt, die bei einer Störung der respiratorischen Funktion weitere Hinweise für die Analyse der Störung geben können, aus denen aber gleichzeitig die Ansatzpunkte der Notfalltherapie, also die notwendigen Sofortmaßnahmen, abzulesen sind (Tabelle 1).

Die normale *Atemfrequenz* liegt beim Erwachsenen zwischen 12 und 16/min, eine pathologische Steigerung weist auf periphere Störungen hin. Die Ursachen können an der Atemmuskulatur, am Lungenparenchym oder am Lungenkreislauf liegen. Die Steigerung der Atemfrequenz ist als Versuch einer kompensatorischen Ventilationssteigerung zu verstehen.

Eine *flache Atmung,* verbunden mit *Tachypnoe,* spricht meistens für eine periphere, neuromuskulär bedingte Atemstörung. Die flache schnelle Atmung ist aber auch bei Thoraxtraumen anzutreffen, falls Schmerzen vorhanden sind oder andere Störungen der Atemmechanik vorliegen.

Eine *Bradypnoe* ist dagegen bei unveränderter Atemtiefe als zentral ausgelöste Atemdepression zu deuten, aber auch die abgeflachte Atmung in Verbindung mit einer Bradypnoe muß als Folge einer zentralen Atemdepression aufgefaßt werden.

Eine *forcierte Atmung* entsteht, wenn der Patient gegen ein mechanisches Hindernis in den oberen Atemwegen anatmen muß oder wenn eine schwere Bronchialobstruktion vorliegt.

Bei der angestrengten Atmung wird nicht nur die Atemmuskulatur, sondern auch die Atemhilfsmuskulatur eingesetzt. Sie ist als *Orthopnoe* zu kennzeichnen. Der Patient richtet zur Verbesserung seiner Atemfunktion den Oberkörper auf und stützt die Hände nach hinten, um so den größtmöglichen Effekt der Atemhilfsmuskulatur zu erreichen.

Tabelle 1. Sofortdiagnose – Respiratorischer Notfall

Atemfrequenz und Tiefe

Tachypnoe
Bradypnoe
flache Atmung
forcierte Atmung
Orthopnoe

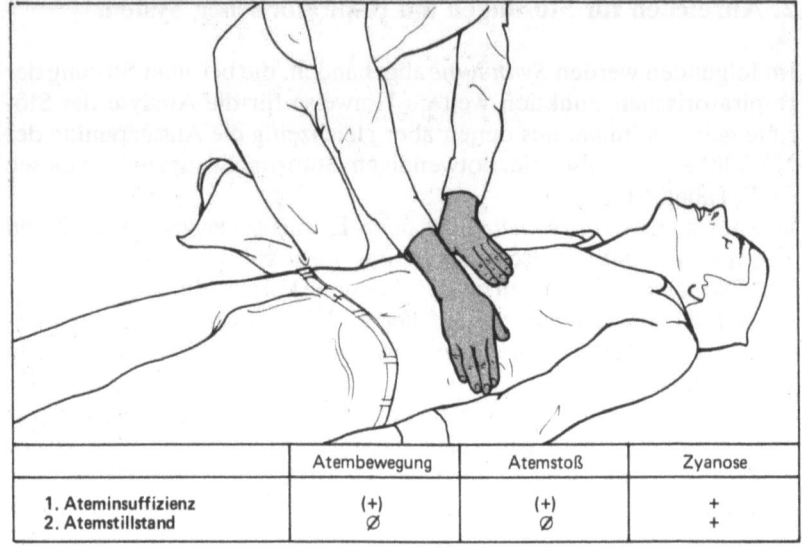

	Atembewegung	Atemstoß	Zyanose
1. Ateminsuffizienz	(+)	(+)	+
2. Atemstillstand	∅	∅	+

Abb. 35. Überprüfen der Atemfunktion

Eine Orthopnoe kann drei Ursachen haben:
a) eine Lungenstauung, eventuell ein Ödem (Asthma cardiale),
b) eine schwere Bronchialobstruktion, wie beim Asthma bronchiale,
c) in seltenen Fällen auch ein Thoraxtrauma.
Störungen der Atemfunktion können grundsätzlich „funktionell" oder „mechanisch" bedingt sein und zu einer Ateminsuffizienz oder einem Atemstillstand führen (Abb. 35).
Als Zeichen des *Atemstillstandes* sind einmal die fehlenden Exkursionen am Thorax und/oder am Oberbauch zu werten, außerdem das Fehlen von hörbarem oder spürbarem Atemluftstrom. Bei der Analyse einer Störung der Atemfunktion kommt es nicht darauf an festzustellen, ob noch eine Restatmung vorhanden ist, sondern es geht ausschließlich darum, ob die vorhandene Atemtätigkeit ausreicht, dem aktuellen Bedarf zu entsprechen. Gerade bei einer vorliegenden Ateminsuffizienz können Sofortmaßnahmen den Übergang in einen Atemstillstand verhindern.
Die wichtigsten „mechanisch" ausgelösten Atemstörungen äußern sich unter dem Erscheinungsbild der inversen oder der paradoxen Atmung (Abb. 36).
Eine *inverse Atmung* liegt vor, wenn noch Atembewegungen, häufig

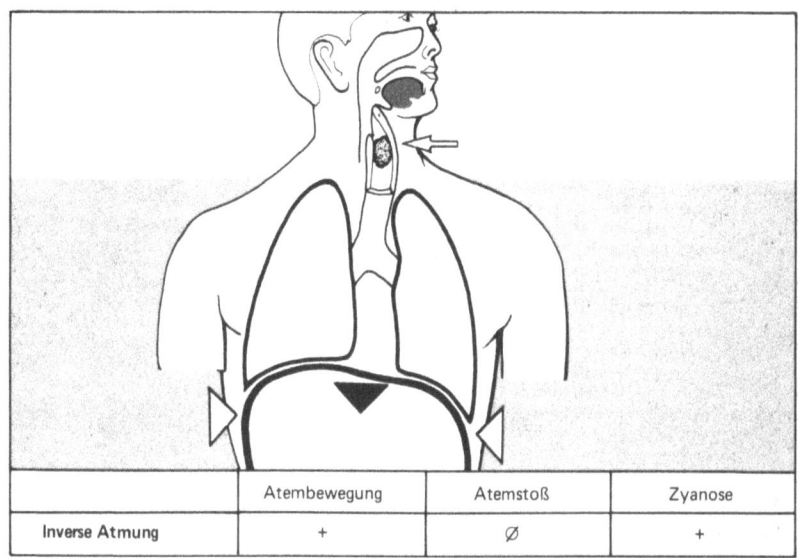

	Atembewegung	Atemstoß	Zyanose
Inverse Atmung	+	∅	+

Abb. 36. Mechanische Atemstörung – inverse Atmung

ruckartig, bei gleichzeitiger Symptomatik einer Ateminsuffizienz nachweisbar sind und der Atemstoß fehlt. Dieses Erscheinungsbild läßt den Schluß zu, daß eine Verlegung im „Einröhrensystem" (Mund- und Rachenhöhle bis zur Aufzweigung der Trachea) vorliegt und eine „Atmung" nur noch durch die Zwerchfellbewegungen vorgetäuscht wird. Die inverse Atmung geht nach kurzer Zeit wegen des Sauerstoffmangels in einen Atemstillstand über.

Eine *paradoxe Atmung* ist bei Thoraxtraumen zu erwarten und durch die Instabilität des Thorax mit „paradoxen Atembewegungen" bei vorhandenem Atemstoß gekennzeichnet. Das Ausmaß der Zyanose ist abhängig vom Ausmaß der Instabilität und Ausdruck einer Ateminsuffizienz. Bei der paradoxen Atmung zeigt die betroffene Seite eine Abflachung bzw. ein Einsinken bei der Inspiration und eine Ausdehnung bei der Exspiration.

Notfallmedizinische Leitsymptome für bestimmte Störungen der Atemregulation auf der Basis unterschiedlicher Ursachen sind bestimmte *Atemtypen*. Die normale Atmung besteht aus einem geregelten und koordinierten Wechsel von Inspiration und Exspiration, wobei die Atemtiefe im wesentlichen konstant bleibt, bestenfalls durch Seufzeratemzüge unterbrochen wird (Abb. 37).

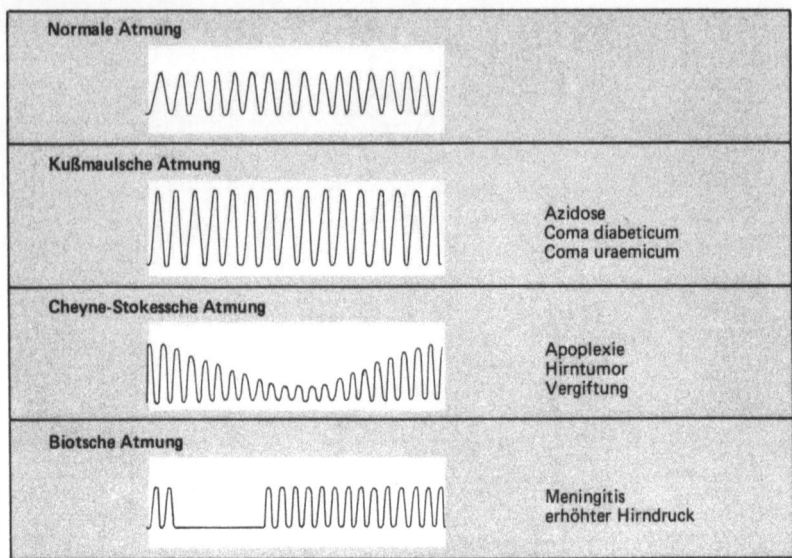

Abb. 37. Atemtypen

Im Rahmen einer *metabolischen Azidose,* beim Coma diabeticum, Coma uraemicum etc., versucht der Organismus durch eine generelle Steigerung der Atemtiefe bei leicht erhöhter Atemfrequenz flüchtige Säuren, insbesondere Kohlensäure, über die Lungen in verstärktem Maße zu eliminieren, um so Wasserstoffionen auszuscheiden. Die große oder *Kußmaulsche Atmung* ist gekennzeichnet durch eine leicht beschleunigte Atmung mit konstant vertieften Atemzügen, sie ist in einem gewissen Bereich pathognomonisch für vital bedrohliche metabolische Störungen des Organismus.

Im Rahmen *zerebraler Regulationsstörungen,* etwa bei der Apoplexie, bei Hirntumoren oder bei Vergiftungen, ist nicht selten die periodische oder *Cheyne-Stokes-Atmung* zu beobachten. Bei diesem Atemtyp nimmt die Atemtiefe sukzessive ab, um von einem Minimum aus mit nur geringen Atembewegungen wieder auf übernormale Werte anzusteigen; der Zyklus wiederholt sich ständig. Dieser Atemtyp wird auch bei chronischer respiratorischer Insuffizienz mit Emphysem oder Cor pulmonale und bei Herzinsuffizienz beobachtet.

Bei Meningitis und erhöhtem Hirndruck tritt die *Biotsche Atmung* auf. Eine Reihe normal tiefer und normal frequenter Atemzüge wird plötzlich durch eine längere Pause unterbrochen, in deren Gefolge die Atmung wieder in üblicher Weise einsetzt. Bei der Biotschen Atmung können aber auch Atemfrequenz, Zugvolumen und Atempausen völlig regellos wechseln.

Bei der *finalen Schnappatmung* handelt es sich um maximal tiefe, niederfrequente schnappende Atemzüge, die für den Atemgasaustausch absolut insuffizient sind. Funktionell liegt hier also bereits ein Atemstillstand vor.

Atemnebengeräusche weisen einmal auf die Obstruktion der Lungenwege oder aber auf Veränderungen des Lungenparenchyms hin. Der Charakter der Nebengeräusche hängt von der Lokalisation einer Stenose ab. *Schnarchende Nebengeräusche* finden sich bei Obstruktion im Bereich des Hypopharynx, z. B. durch Zurücksinken des Zungengrundes. *Stridoröses Atmen* tritt bei Atemwegshindernissen im Bereich des Larynx und der Trachea auf, *Pfeiffen, Giemen und Brummen* wird durch bronchiale Obstruktion hervorgerufen. Grobes *Rasseln und Gurgeln* spricht für die Aspiration von Fremdsekreten oder Sekretverhaltungen in Trachea und Hauptbronchien, feines Rasseln ist dagegen beim Lungenödem und bei Pneumonien feststellbar.

Von großer Wichtigkeit ist, daß bei der informativen ersten Untersuchung eines Notfallpatienten *Verletzungen* nicht übersehen werden, die sich direkt oder indirekt negativ auf die Atemfunktion auswirken können. Dazu gehören Verletzungen der Mundhöhle oder Kieferfrakturen, Traumen des Halses mit Schädigung, Teileinriß oder Abriß der Trachea, Schädigung der Atemwege, z. B. durch Verbrennungen. In diesem Zusammenhang sind auch *allergische Ödeme* oder Insektenstichverletzungen zu nennen. Auf *Prellmarken* oder andere Anhaltspunkte für Thoraxverletzungen ist zu achten. Insbesondere ist immer wieder an die Möglichkeit eines Pneumothorax zu denken, der häufig verkannt wird. Aber auch Verletzungen der Halswirbelsäule mit Schädigungen des Rückenmarkes können zu einer bedrohlichen Ateminsuffizienz führen. Bei schweren abdominellen Traumen kann schließlich das Zwerchfell verletzt sein und die Atemfunktion einschränken. Unter dem Gesichtspunkt des engen Verbundsystems der vitalen Funktionen ist der *Schock als Ursache für eine Ateminsuffizienz* zu nennen. Durch die Verminderung der Transportkapazität für Sauerstoff und eine schockbedingte Störung der Lungenzirkulation entsteht ein mehr oder weniger ausgeprägter, häufig aber bei diesen Verletzten, die infolge der Blutung blaß erscheinen, nicht erkennbarer Sauerstoffmangel. Zu beachten bleibt für die richtige Beurteilung der Anzeichen, daß nicht selten respiratorisch, also als Folge einer Ateminsuffizienz, ausgelöste Störungen unter einer „kardiozirkulatorischen Symptomatik" in Erscheinung treten und zu falschen Rückschlüssen führen.

3. Sofortmaßnahmen bei Störungen am respiratorischen System

Alle Maßnahmen, die bei der Behandlung von Störungen des respiratorischen Systems zur Anwendung kommen, lassen sich unter den Schlagworten
- Freimachen und
- Freihalten der Atemwege,
- Sauerstoffgabe und
- Beatmung

zusammenfassen.

3.1 Freimachen der Atemwege

Beim Bewußtlosen fehlen die *Schutzreflexe*. Liegt er auf dem Rücken oder ist auch in Seitenlagerung die Kopfhaltung nicht korrekt, so werden die Atemwege, wie in der Abb. 38 (links) dargestellt, durch die mit dem Unterkiefer zurückgesunkene Zunge partiell oder komplett blockiert. Der Bewußtlose nimmt diesen Zustand weder wahr, noch kann er die Blockade beseitigen.

Die Abb. 38 (rechts) zeigt, daß die Überstreckung des Kopfes nackenwärts und das Schließen des Mundes mit dem Anheben des Unterkie-

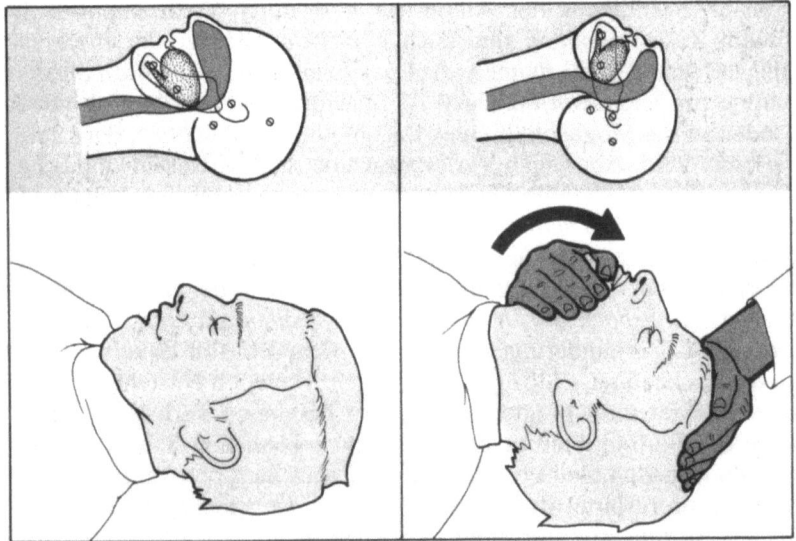

Abb. 38. Überstrecken des Kopfes

fers sofort freie Atemwege schafft und damit einen ausreichenden Luftaustausch bei vorhandener Spontanatmung ermöglicht.

Durchführung. Eine Hand liegt flach auf der Stirn-Haar-Grenze, die andere ebenfalls flach unterhalb des Kinns. Der Daumen liegt zwischen Unterlippe und Kinnspitze. Der Kopf wird durch die gleichzeitige Bewegung beider Hände nackenwärts so weit wie möglich überstreckt, der Unterkiefer angehoben, der Mund geschlossen. Bleibt eine inverse Atmung bestehen, ist der Atemstoß an der Nase nicht wahrnehmbar, so kann eine krankheits- oder traumabedingte Verlegung der Nase vorliegen. In diesem Falle wird der Mund für einen querfingerbreiten Spalt geöffnet, um die Luftpassage über die Mundhöhle zu ermöglichen. Bei einem Teil der Notfallpatienten tritt der gewünschte Effekt nicht in vollem Umfange ein, es handelt sich insbesondere um adipöse, kurzhalsige Patienten – hier ist das zusätzliche Einlegen eines Tubus (S. 51) erforderlich – und um unruhige Bewußtlose, bei denen die Überstreckung häufig korrigiert werden muß.
Bei Verdacht auf eine hohe Schädigung der Wirbelsäule sollte eine Überstreckung des Kopfes zur Vermeidung einer zusätzlichen Läsion des Rückenmarkes unterbleiben, solange die Atemfunktion ausreichend erscheint. Sprechen typische Zeichen für eine Verlegung im Rachenraum und bringt das Einführen eines Tubus keine Besserung, ist auch bei dieser Verletzung eine vorsichtig durchgeführte Überstrekkung nicht zu umgehen.
Setzt auch nach einer nochmaligen Korrektur der Kopf- und Kieferhaltung sowie nach Öffnen des Mundes eine Spontanatmung nicht ein, so liegt mit Sicherheit ein *Atemstillstand* vor, der eine *Beatmung* erfordert. Es soll in diesem Zusammenhang jedoch darauf hingewiesen werden, daß aufgrund der in der Praxis gewonnenen Erfahrungen bei ca. 80% aller Patienten, die zunächst mit einer Störung der Atemfunktion angetroffen werden, die einfachen Maßnahmen des Freimachens und Freihaltens der Atemwege eine ausreichende Spontanatmung garantieren.

3.2 Reinigung der Luftwege

Bringt das Freimachen der Atemwege keinen oder keinen ausreichenden Effekt, spürt der Beatmende einen Widerstand oder ist aufgrund der Verletzungen eine Verunreinigung der Mundhöhle mit Fremdkörpern, Schleim, Blut oder Erbrochenem zu vermuten, so wird zusätzlich die *Reinigung der Luftwege* durchgeführt, um damit die beschriebene Methode des Freimachens der Atemwege zu ergänzen. Hierzu kommt

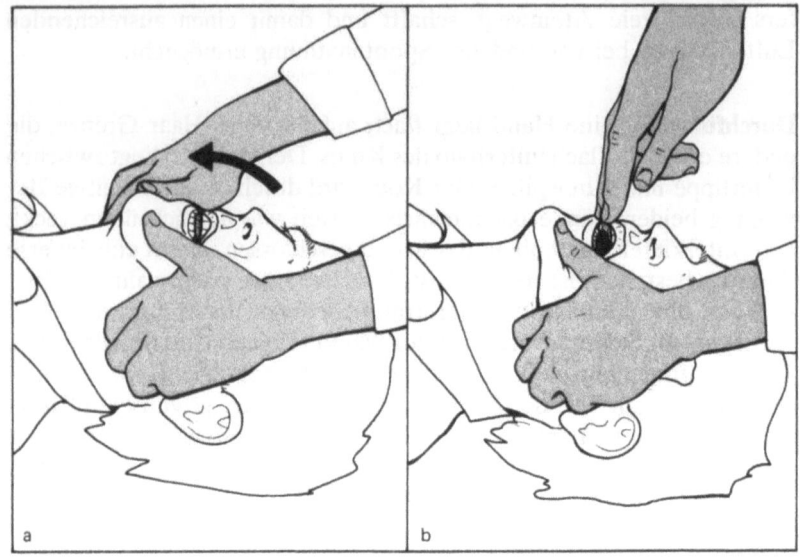

Abb. 39. Manuelle Ausräumung der Mund- und Rachenhöhle

der in der Abbildung dargestellte *Esmarchsche Handgriff* zum Öffnen des Mundes zur Anwendung (Abb. 39).

Durchführung. Der Helfer kniet am Kopf des Patienten, die Finger umgreifen den Kieferwinkel, der Daumen liegt am Kinn. Die Finger schieben den Unterkiefer nach vorne, der Daumen öffnet den Mund. Mit dem Zeige- und Ringfinger der anderen Hand lassen sich die Mund- und Rachenhöhle schnell austasten und Fremdkörper mit einer „wischenden Bewegung" entfernen. Handelt es sich vorwiegend um flüssige Bestandteile, können die Finger z. B. mit einem Taschentuch umwickelt und in die Mundhöhle eingeführt werden.

3.3 Entfernung aspirierter Fremdkörper

Besteht ein Verdacht auf *aspirierte Fremdkörper* (Bolus), so können mehrere kräftige, mit der flachen Hand schnell hintereinander ausgeführte Schläge auf die Rückenpartie, zwischen den Schulterblättern, die Entfernung des Fremdkörpers ermöglichen. Beim Erwachsenen erfolgt diese Maßnahme in Seitenlagerung. Bei Kleinkindern ist die Methode zu variieren: Die Kinder werden mit einer Hand oder – von einem zweiten Helfer – an den Füßen, der Kopf hängt nach unten,

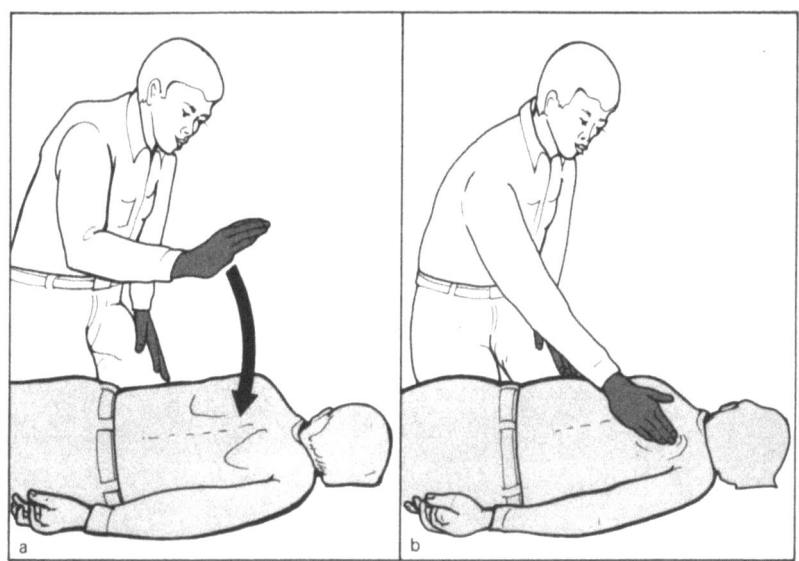

Abb. 40. Maßnahme bei Fremdkörperaspiration

gehalten, es folgen die beschriebenen kräftigen Schläge im Schulterblattbereich (Abb. 40).
Über den *„Heimlich-Handgriff"*, der für die Erste Hilfe beim Bolusgeschehen empfohlen wird, liegen zur Zeit sowohl positive als auch negative Erfahrungen vor. Diese Maßnahme erscheint nur dann indiziert, wenn mit absoluter Sicherheit ein *Bolusgeschehen* vorliegt und die übrigen Maßnahmen, wie manuelle Ausräumung, Schläge auf die Rückenpartie, keinen Erfolg brachten. Die für das Bolusgeschehen typische Symptomatik besteht darin, daß es sich um ein plötzliches, beim Essen eintretendes Geschehen handelt, bei dem sich sehr schnell eine Asphyxie ausbildet, die nach einiger Zeit von einer Bewußtlosigkeit und einem Kreislaufstillstand gefolgt wird. Während der Asphyxie besteht eine *„absolute Stille"*, da die Atemwege vollständig verlegt sind, d. h. der Betroffene kann nicht sprechen und nicht atmen (Abb. 41).

Durchführung. Der „Heimlich-Handgriff" kann beim stehenden, sitzenden oder liegenden Patienten angewandt werden. Beim stehenden oder sitzenden Patienten faßt der Helfer von hinten den Betroffenen, legt beide Hände in den Bereich zwischen Nabel und Rippenbogen übereinander und führt *drei bis vier kräftige Druckstöße* durch. Beim

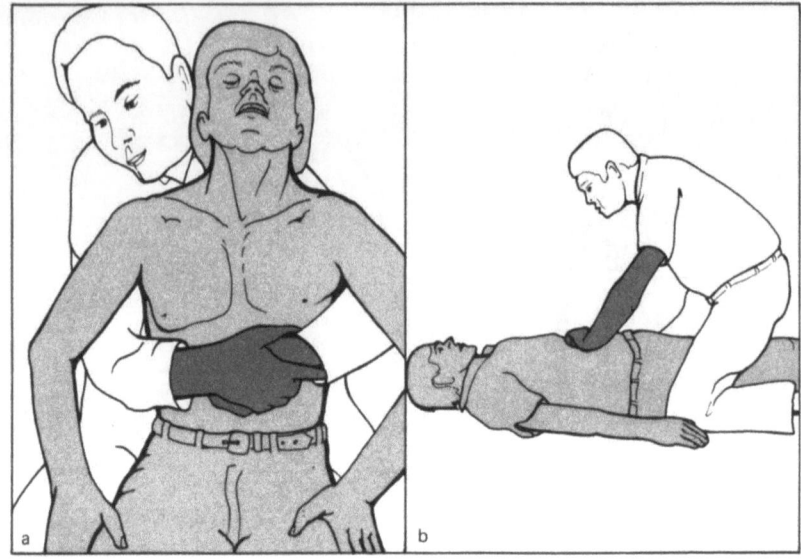

Abb. 41. Fremdkörperaspiration: der Heimlich-Handgriff

liegenden Patienten kniet der Helfer über dem Patienten, bringt seine übereinandergelegten Hände wiederum an der gleichen Stelle in Position und wendet drei bis vier Druckstöße an. Der Bolus soll sich bei der Anwendung dieses Handgriffes durch die intrathorakal entstehende Druckerhöhung im Bronchialsystem lösen. Der Handgriff kann in der angegebenen Weise mehrfach wiederholt werden.

Die besondere Gefahr dieses Handgriffes besteht darin, daß er bei einer falschen Indikation angewandt wird, z. B. bei einem plötzlichen Kreislaufstillstand aus anderer Ursache. Außerdem können durch die beschriebene Druckanwendung Nebenverletzungen entstehen, so daß in jedem Falle auch nach einer erfolgreichen Entfernung des Bolus eine Klinikeinweisung erforderlich erscheint.

3.4 Freihalten der Atemwege

Neben den bereits dargestellten Verfahren der Überstreckung des Kopfes können zum Freihalten der Atemwege Hilfsmittel eingesetzt werden. Für den Laienhelfer und den weniger Geübten ist an erster Stelle der Guedel-Tubus zu nennen, der in verschiedenen Größen für Neugeborene, Kinder und Erwachsene zur Verfügung steht. Der Tubus wirkt als „Luftbrücke" zwischen Lippen und Kehlkopfeingang. Die Form des Tubus bewirkt ein Anheben des Zungengrundes (Abb. 42).

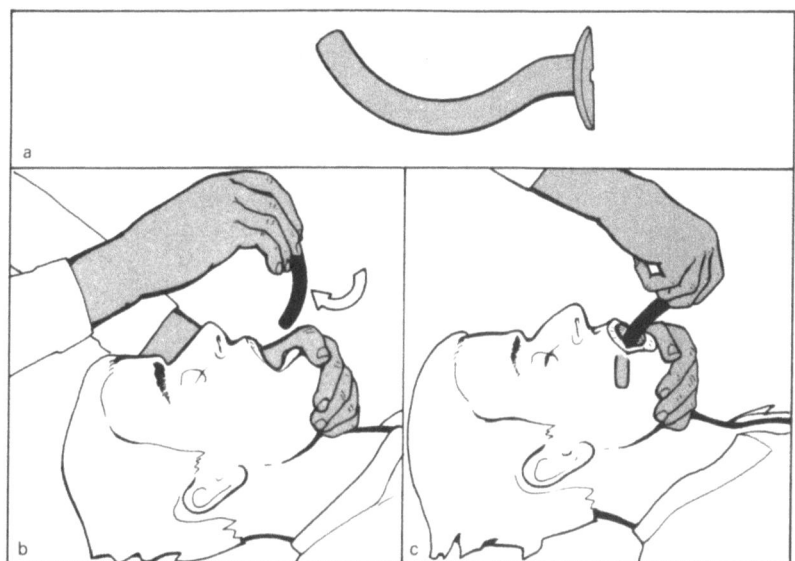

Abb. 42. Das Einführen des Guedel-Tubus

Durchführung. Der Tubus kann nur bei nichtkrampfenden, völlig Bewußtlosen zur Anwendung kommen. Zeigt der Patient beim Versuch des Einführens Abwehrreaktionen, so ist die Verwendung des Tubus kontrainidiziert, da ein Erbrechen ausgelöst werden kann.
Der Tubus wird in der dargestellten Form eingeführt. Eine Hand öffnet den Mund, mit der anderen Hand erfolgt das Einführen in die Mundhöhle, die Spitze des Tubus zeigt zunächst nasenwärts. Befindet sich der Tubus etwa zur Hälfte in der Mundhöhle, folgt eine Drehung um 180° mit weiterem Vorschieben, bis die ringförmige Erweiterung des Tubus an den Lippen anliegt (Abb. 43).
Weitere Hilfsmittel, die zur Durchführung der Atemspende, aber auch bei gleichzeitigem Einsatz einfacher Beatmungsgeräte zu verwenden sind, zeigt die Abbildung. Mit diesen Hilfsmitteln wird entweder der direkte Kontakt mit dem zu beatmenden Patienten vermieden, oder sie stellen „Luftbrücken" beim Freihalten der Atemwege dar. Für den weniger Erfahrenen ist besonders der auf der Abb. 43 rechts gezeigte *Orotubus* geeignet, der nur zwischen die Zahnreihen geschoben und über dem Mund durch Halten der seitlichen Stützen fest aufgepreßt wird. Über den Ansatz kann eine Atemspende als Mund-zu-Mund-Methode erfolgen, auch der genormte Konus von Beatmungsgeräten ist hier zu befestigen. Der auf der Abb. 43b links dargestellte doppelte

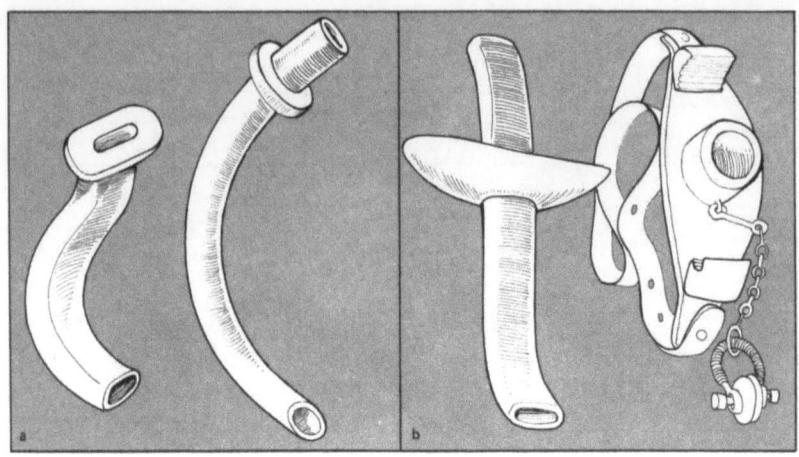

Abb. 43. Paryngealtuben

Guedel-Tubus (S-förmiger Tubus nach Safar) kann vom Geübten verwendet werden. Das Einführen erfolgt in gleicher Weise wie beim Guedel-Tubus. Der in der Abb. 43a neben dem Guedel-Tubus gezeigte Wendl-Tubus wird als *Nasopharyngealtubus* verwendet, also über die Nase in den Pharynx eingeführt. Er bietet gerade im Bereich der Notfallmedizin für den Geübten die meisten Vorteile.

Drei *Grundsätze* sind für den Einsatz aller *Hilfsmittel* von Wichtigkeit:
a) In einer Notsituation ist eine notwendige Reanimation zunächst ohne jedes Hilfsmittel zu beginnen.
b) Die Anwendung der Hilfsmittel erfordert Kenntnisse und praktische Übung.
c) Die beschriebene Kopf- und Kieferhaltung zum Freihalten der Atemwege ist trotz der Verwendung von Hilfsmitteln exakt einzuhalten.

3.5 Beatmung

Die einfachste, effektivste, ohne jedes Hilfsmittel und in jeder Situation durchführbare Form der Beatmung ist die *Atemspende*. Sie verlangt außer dem beschriebenen Freimachen der Atemwege weder beim Bewußtlosen noch beim Helfer Vorbereitungen, nur bei dieser Methode sind die Atemwege für die Passage der Luft sicher geöffnet, sie ist unabhängig von der Ursache auch bei Verletzungen, z. B. der Arme oder des Brustkorbes, geeignet. Die Auswirkungen einer nachgewiesenen Ateminsuffizienz oder eines Atemstillstandes sind unter kurz- oder

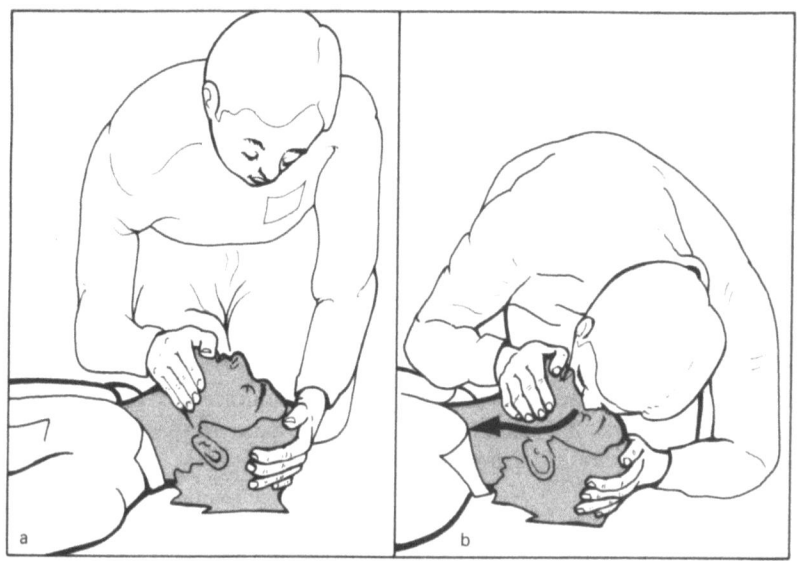

Abb. 44. Mund-zu-Nase-Beatmung

längerfristiger Anwendung dieser Beatmung zu beseitigen. Die Atemspende kann mit oder ohne Hilfsmittel als *Mund-zu-Mund-* oder *Mund-zu-Nase-Methode* durchgeführt werden. Auch Kinder können Erwachsene effektiv mit dieser Methode beatmen. Es soll nochmals hervorgehoben werden, daß die Indikation zur Durchführung einer Atemspende nicht erst nach Einsetzen bzw. nach sicherem Erkennen eines Atemstillstandes besteht, sondern schon bei den beschriebenen Anzeichen einer Ateminsuffizienz. Sie wird unter den zuletzt genannten Bedingungen als *assistierende Beatmung* angewandt, d. h. der Helfer unterstützt die noch vorhandene Restatmung des Notfallpatienten, indem er sich dem bestehenden Atemrhythmus anpaßt. Liegt dagegen ein Atemstillstand vor, so erfolgt die vollständige Beatmung (Abb. 44).

Die Atemspende sollte aus mehreren Gründen stets als *Mund-zu-Nase-Methode* begonnen werden. Es sei denn, es ist von vornherein, z. B. bei einem Trauma, eine Verlegung der Nasenwege nachweisbar oder wahrscheinlich. Die Gründe:
a) Nur bei gleichzeitig geschlossenem Mund sind die Atemwege in optimaler Weise geöffnet,
b) der Beatmende kann seinen Mund leichter und sicherer über der Nasenöffnung des Bewußtlosen aufsetzen und abdichten,

c) bei der Insufflation wird der Druck des vom Beatmenden eingeblasenen Beatmungsvolumens in den Nasenhöhlen reduziert, die Gefahr des Aufblähens des Magens und eine daraus resultierende Regurgitation sind deutlich verringert.

Durchführung. Beide Hände des Beatmenden liegen, wie beim „Freimachen" der Atemwege beschrieben, flach auf der Stirn-Haar-Grenze und unter dem Kinn. Der Kopf ist überstreckt, der Unterkiefer vorgezogen, der Mund geschlossen. Der zwischen der Unterlippe und der Kinnspitze liegende Daumen verschließt den Mund des Bewußtlosen. Der Helfer kniet oder steht dabei seitlich vom Patienten, atmet ein, öffnet seinen Mund weit und setzt ihn über den Nasenöffnungen des Patienten so auf, daß seine Lippen rundum an der Nase des Patienten aufliegen und fest abgedichtet sind. Er bläst seine Ausatemluft ein. Er hebt den Mund ab und atmet wieder ein.

Die Atemspende in Form der *Mund-zu-Mund-Methode* kommt nur dann zur Anwendung, wenn die Nasenwege verlegt sind (Abb. 45).

Durchführung. Die Ausgangssituation ist die gleiche. Der Kopf wird überstreckt. Im Vergleich zur Mund-zu-Nase-Methode wird die Technik wie folgt geändert: Der Daumen liegt jetzt nicht zwischen Unter-

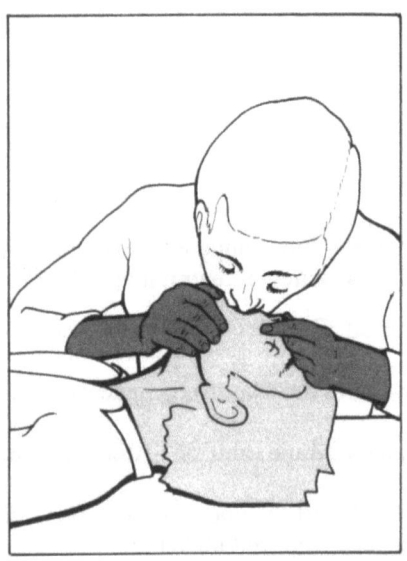

Abb. 45. Mund-zu-Mund-Beatmung

lippe und Kinnspitze, sondern direkt über der Kinnspitze. Der Mund wird für einen querfingerbreiten Spalt geöffnet, Daumen und Zeigefinger der an der Stirn-Haar-Grenze liegenden Hand verschließen durch Druck die Nasenöffnungen. Der Beatmende öffnet seinen Mund weit und atmet ein, setzt ihn über dem Mund des Bewußtlosen rundum gut abgedichtet auf und insuffliert seine Ausatemluft.

Nach Beendigung der Insufflation setzt er den Mund ab, atmet ein und kontrolliert den Beatmungseffekt. Die *Effektivität* der Atemspende wird durch *Hören, Fühlen* und *Sehen* überprüft. (Abb. 46).

Der Beatmende hört und fühlt in der Ausatemphase des Beatmeten die ausströmende Luft, er beobachtet gleichzeitig die Bewegung des Brustkorbes bzw. Oberbauches. Kann er die ausströmende Luft deutlich hören und fühlen und eine Bewegung des Brustkorbes sehen, so ist der Beatmungseffekt ausreichend. Bei Patienten mit starrem Brustkorb sind Bewegungen am Thorax kaum oder nicht erkennbar, dafür aber zeigen sich entsprechende Bewegungen, ausgelöst durch das Zwerchfell, im epigastrischen Winkel.

Die Atemspende wird mit zwei bis fünf schnell aufeinanderfolgenden Insufflationen begonnen, um die erforderliche Sauerstoffanreicherung

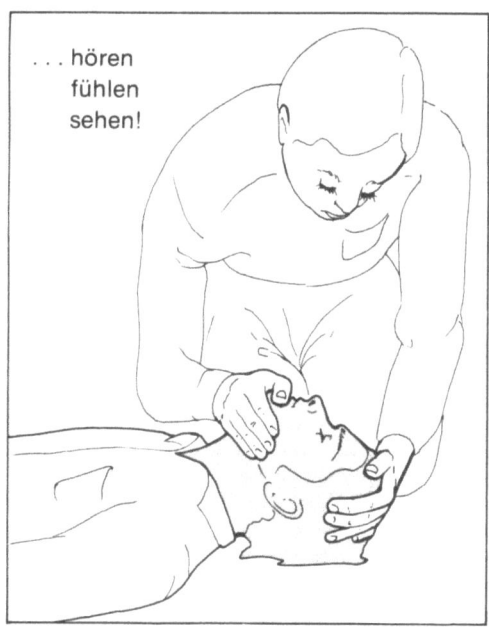

Abb. 46. Effektivitätskontrolle der Atemspende

zu erreichen und die CO_2-Elimination zu bewirken. Die weiter notwendige *Frequenz* liegt bei *12 Beatmungen/min*, d. h. etwa alle 5 s wird eine Insufflation durchgeführt. In Abhängigkeit vom Konstitutionstyp, der Größe und dem Alter des Patienten liegt das *Beatmungsvolumen* zwischen *500* und maximal *1000 ml*. Mit einer vertieften Ausatmung fördert ein Erwachsener durchschnittlich 700 ml. Diese Menge reicht zur Beatmung eines Erwachsenen völlig aus. Beatmungsfrequenz und -volumen sollen nicht überschritten werden, da sie den Beatmenden unnötigerweise ermüden, bei einer zu schnell aufeinanderfolgenden Insufflation beim Helfer ein „Hyperventilationssyndrom" (Verlust an CO_2) entstehen kann oder auch wegen der zu starken Druckerhöhung im Rachenraum des Patienten der Magen aufgeblasen wird.

Bei *Neugeborenen* ist wegen des noch geringen Fassungsvermögens der Lunge nur ein Insufflationsvolumen von ca. 20 ml erforderlich, die Frequenz beträgt ca. 40/min, d. h. für eine Insufflation und Ausatmung stehen ca. 1,5 s zur Verfügung. (Abb. 47).

Bei Neugeborenen erfolgt wegen der kleinen anatomischen Verhältnisse die Atemspende grundsätzlich als *Mund-zu-Mund-zu-Nase-Beatmung,* d. h. die Insufflation erfolgt gleichzeitig in die Nase und den Mund des Neugeborenen.

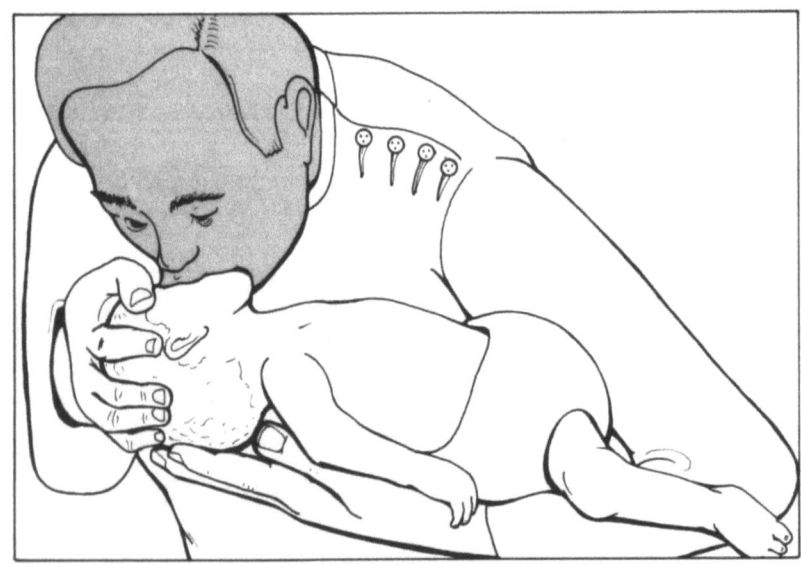

Abb. 47. Mund-zu-Mund-Nase-Beatmung bei Neugeborenen

Mit zunehmendem Alter steigt das erforderliche Beatmungsvolumen an, die Frequenz nimmt ab. Gerade bei Neugeborenen und Kleinkindern besteht die Gefahr, daß bei zu großem Insufflationsvolumen Komplikationen aus der Aufblähung des Magens resultieren. Die Adaptation an den individuellen Bedarf ist immer durch die Methoden der beschriebenen Effektivitätskontrolle möglich, außerdem werden bei erfolgreicher Beatmung die dargestellten Symptome der Ateminsuffizienz schnell verschwinden.

Bei der Durchführung einer Atemspende als Mund-zu-Nase- oder Mund-zu-Mund-Methode kann der direkte Kontakt zwischem dem Beatmenden und Patienten durch die Verwendung von einfachen, immer vorhandenen Hilfsmitteln vermieden werden. Hierzu eignet sich z. B. ein Taschentuch oder jeder andere luftdurchlässige Stoff. Die Methode der beiden Formen der Atemspende, aber auch die Effektivität ändern sich dadurch nicht.

4. Erweiterte Sofortmaßnahmen bei Störungen am respiratorischen System

Im folgenden werden die wichtigsten *erweiterten* Sofortmaßnahmen, die bei Störungen am respiratorischen System eingesetzt werden können, in Kurzform dargestellt.

4.1 Sauerstoffinsufflation

Der Sauerstoff ist bei allen Störungen der Atemfunktion, darüber hinaus bei schweren Schockzuständen, Vergiftungen und einer kardialen Insuffizienz als obligatorisches „Medikament" anzuführen (Abb. 48). Eine *Insufflation von Sauerstoff* ist möglich über
a) einen Nasopharyngealkatheter,
b) einen Nasenkatheter,
c) ein Masken-Beutel-System.
Sie ist nur indiziert bei *ausreichender Spontanatmung*. Bei Hypoventilation und Atemstillstand ist die Insufflation wirkungslos.
Die O_2-*Konzentration* in der Inspirationsluft soll mindestens *40 Vol.%* betragen, dafür ist eine Dosierung von 4 l O_2/min erforderlich.

4.2 Hilfsmittel zum Freimachen der Atemwege (Abb. 49)

Neben der beschriebenen manuellen Methode kann zur Mundreinigung eine mit einem Tupfer versehene Kornzange eingesetzt werden. Auch große Partikel lassen sich damit gut entfernen.

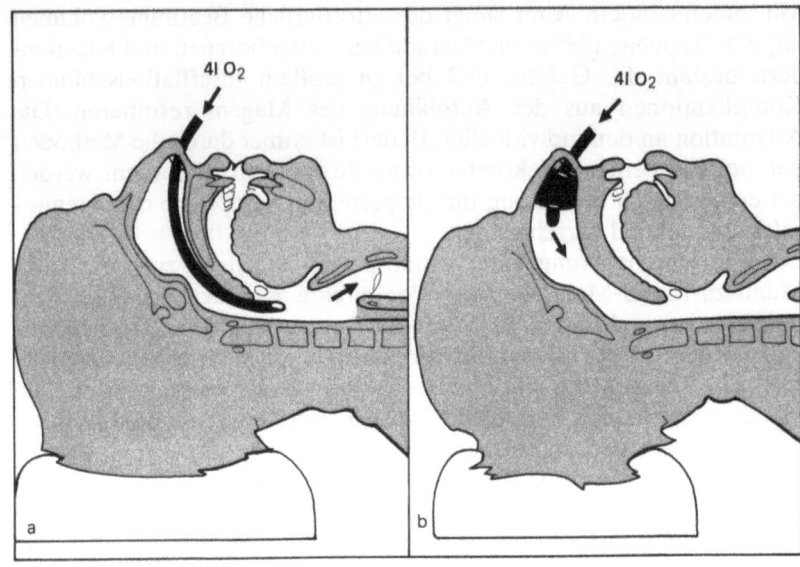

Abb. 48. O$_2$-Insufflation über Nasenkatheter

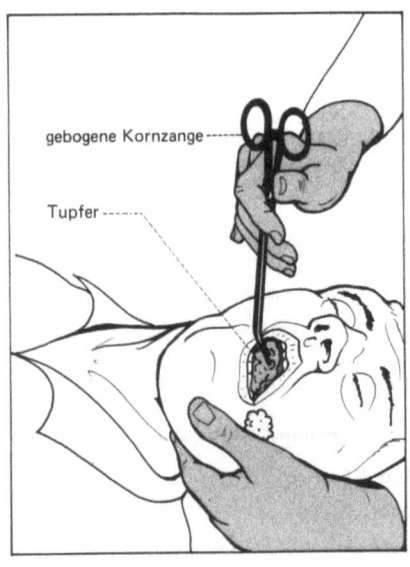

Abb. 49. Ausräumung der Mund- und Rachenhöhle mit Stieltupfer

Zum Einsatz kommen außerdem die in Notfallkoffern und Rettungsmitteln vorhandenen Absaugpumpen für Fuß- und Handbetrieb. Wegen der dünnen Absaugkatheter lassen sich nur Flüssigkeiten wie Blut und Schleim absaugen. Als Zusatzausstattung stehen Absaugverstärker (AMBU) zur Verfügung, die an die genannte Pumpe anschließbar und die mit einem großlumigen Absaugschlauch bestückt sind. Hiermit lassen sich auch in kürzester Zeit Erbrochenes und größere Flüssigkeitsmengen wirkungsvoll absaugen.

4.3 Beatmung mit einfachen Geräten

Für den Geübten stehen einfache Geräte, z. B. der AMBU-Beutel als Masken-Ventil-Beutel-System, zur Verfügung (Abb. 50).
Die Abbildung zeigt die Anwendung eines solchen Gerätes und die auch dabei notwendige Reklination des Kopfes sowie den sogenannten C-Griff (Daumen und Zeigefinger), mit dem die Maske fest auf die Mund-Nasen-Partie aufgesetzt wird. Die Beatmung erfolgt in einer *Frequenz* von ca. *12/min,* mit einem *Beatmungsvolumen* von *500–700 ml.* Es besteht die Möglichkeit, in den Beutel oder ein Reservoir zusätzlich Sauerstoff einzuleiten und die atmosphärische Luft mit O_2 anzureichern.

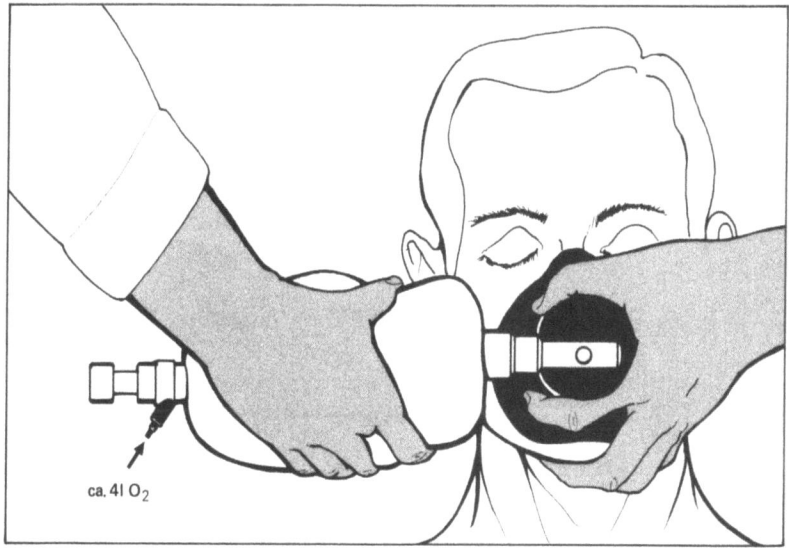

Abb. 50. Beutel-Masken-Beatmung

Für Neugeborene und Kleinkinder stehen entsprechend dimensionierte Beutel und Masken zur Verfügung.

4.4 Endotracheale Intubation

Nur mit Hilfe der endotrachealen Intubation sind freie Atemwege und eine zuverlässige Ventilation zu garantieren sowie eine Aspirationsgefahr auszuschließen. Eine endotracheale Intubation erfordert Erfahrung und das notwendige Instrumentar (Laryngoskop, Endotrachealtuben, Spritzen, Medikamente, Venenverweilkanüle) (Abb. 51).

Endotracheale Intubation – Technik. Unterpolsterung des Hinterkopfes durch eine ca. 5–8 cm hohe Unterlage. Einführen des Laryngoskops mit der linken Hand, der Spatel gleitet dabei vom rechten Mundwinkel entlang der Zunge, bis die Spitze des Laryngoskopspatels in der Falte oberhalb der Epiglottis liegt. Nach Einstellen der Trachea Einführung des Endotrachealtubus mit der rechten Hand, Aufblasen der Blockermanschette, Abhören (Atemgeräusche) beider Lungen, um richtige Plazierung zu überprüfen. Die notwendige Beatmung kann mit dem bereits beschriebenen Beatmungsbeutel oder durch Anschluß an Beatmungs- oder Narkosegeräte sichergestellt werden.

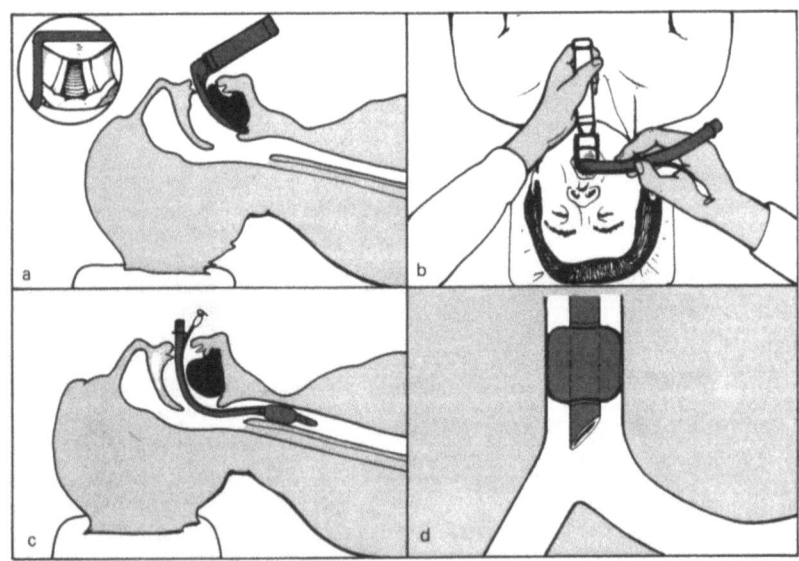

Abb. 51. Endotracheale Intubation: Technik

4.5 Koniotomie

In äußerst seltenen Fällen kann eine endotracheale Intubation schwierig oder wegen des fehlenden Instrumentars unmöglich sein. In diesen *extremen Ausnahmesituationen,* z. B. bei Vorliegen eines schweren Larynxödems, beim Pseudokrupp oder bei einem in den Larynx eingedrungenen Bolus, ist die Koniotomie indiziert (Abb. 52).

Durchführung. Lagerung des Patienten mit extrem rekliniertem Kopf, Abtasten des Ligamentum conicum (zwischen Ringknorpel und Unterrand des Schildknorpels als Querrinne gut tastbar), Anspannen der Haut zwischen Daumen und Zeigefinger, mit einem Skalpell Haut und Ligamentum conicum in einer Querinzision durchtrennen, Einführen eines Endotrachealtubus, Abblockung, Kontrolle der beiderseitigen Lungenventilation.

4.6 Pneumothorax

Ein respiratorischer Notfall besonderer Art ist der Pneumothorax. Ein *Spannungspneu* wird ohne Entlastung zu einer akuten Elementarbedrohung, insbesondere wenn wegen einer Ateminsuffizienz eine Beat-

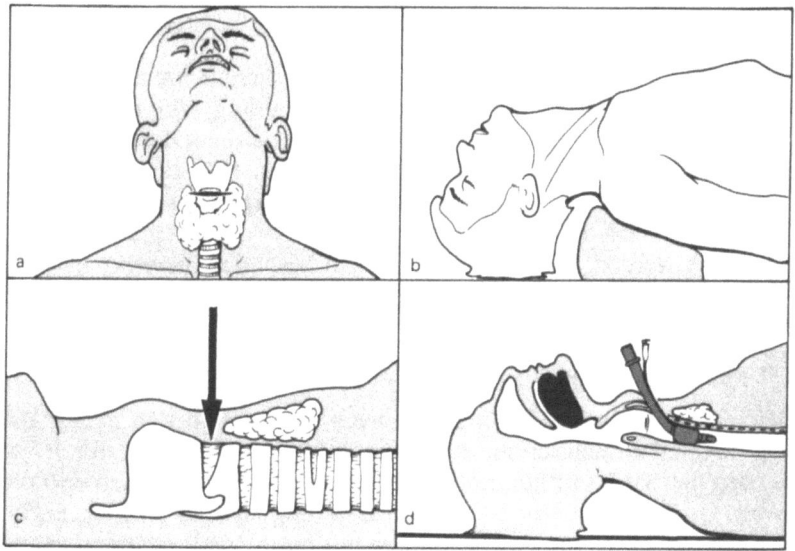

Abb. 52. Koniotomie

mung erfolgt. Eine sofortige Entlastung durch Punktion ist erforderlich (Abb. 53).

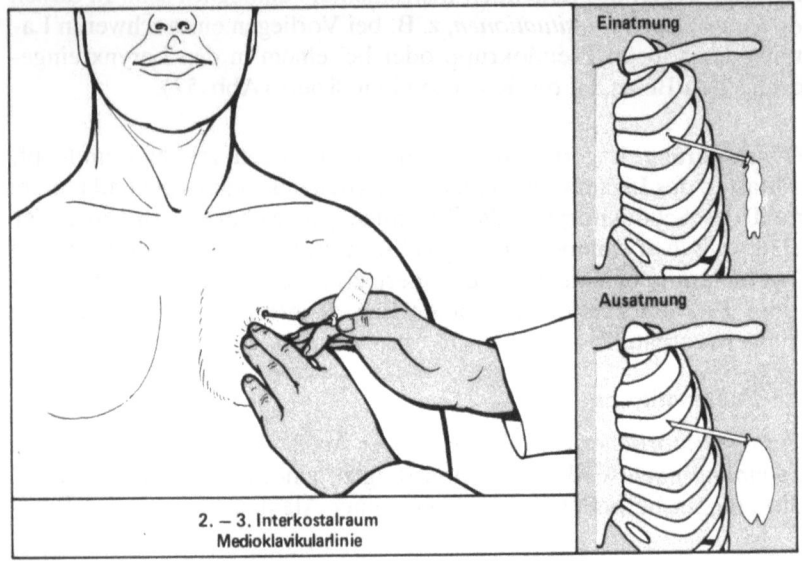

Abb. 53. Pneumothorax: Punktion

Durchführung. Eine Tiegel-Kanüle (Injektionskanüle mit am Ende befestigtem und an der Kuppe gespaltenem Fingerling) wird beim liegenden Patienten im zweiten oder dritten Interkostalraum der betroffenen Seite in der Medioklavikularlinie eingestochen (Einstich am oberen Rand der unteren Rippe wegen Gefahr der Verletzung einer Interkostalarterie). Nach der Entlastung kann eine notwendige Beatmung weitergeführt werden. In der Notfallmedizin besonders bewährt hat sich für die gefahrlose Punktion eines Pneumothorax der Pleurocath nach Matthys (Einmalkatheter).

4.7 PEEP-Beatmung

Bei schwerer Ateminsuffizienz, z. B. nach Thoraxkontusion, gelingt die angestrebte Normalisierung der Atemfunktion nicht alleine durch Erhöhung der Sauerstoffkonzentration. Ist auch nach Intubation und bei hoher O_2-Konzentration eine Normalisierung nicht erreichbar, ergibt sich die Indikation für eine Beatmung mit positiv endexspiratorischem Druck (PEEP). Diese Beatmungsform ist durch Aufsetzen eines Spe-

zialventils auf den beschriebenen AMBU-Beutel möglich. Bei der Beatmung mit intermittierendem Überdruck fällt der Druck im Bereich der Atemwege während der Exspiration auf Null ab. Bei der PEEP-Beatmung bleibt auch am Ende der Exspirationsphase ein Überdruck bestehen. Damit läßt sich ein Alveolenkollaps verhindern, die Bedingungen für eine Verbesserung des Gasaustausches sind geschaffen.
Im Bereich der Notfallmedizin sollte die *PEEP-Beatmung* mit einem *Überdruck von 5 cm WS* unter den angegebenen Bedingungen bei respiratorischen Notfällen, z. B. auch beim Beinahe-Ertrinken, beim Lungenödem, bei kardiozirkulatorischen Notfällen, beim Herz-Kreislauf-Stillstand und bei Patienten im schweren Schockzustand (bei gleichzeitiger Infusionstherapie) sowie nach schweren Thoraxverletzungen, Anwendung finden.

5. Notfallmedikamente bei Störungen am respiratorischen System (Tabelle 2)

Sauerstoff nimmt als obligates Medikament für jede Form der Hypoxie den ersten Rang ein. Bei der Sauerstoffapplikation sollte zumindest ein O_2-Anteil von 40 Vol.% erreicht werden, der im Einzelfall bis zu 100 Vol.% zu steigern ist.
Bei einer Überdosierung von Opiaten ist der Opiatantagonist *Naloxon* (Narcanti) in einer Dosierung von 0,1–0,4 mg indiziert. Vorsicht bei

Tabelle 2. Notfallmedikamente – Atmung

	Dosierung	Indikation
Sauerstoff	> 21–100 Vol.%	Hypoxie
Naloxon	0,1–0,4 mg	Opiatüberdosierung
Morphin	5–10 mg	Analgesie – Sedierung
Nitrolingualspray	1–2 Hübe	Lungenödem
Furosemid (Lasix)	40 mg	
Adrenalin (Suprarenin)	0,05–0,1 mg	Asthma bronchiale
Orciprenalin (Alupent)	0,5 mg	
Euphyllin	0,12–0,24 g	Bronchospasmus
Prednisolon	500 mg	
Diazepam (Valium)	5–10 mg	Sedierung

Opiatabhängigen, keine Antagonisierung außerhalb der Klinik, gegebenenfalls Ateminsuffizienz durch Beatmung beseitigen.

Das *Morphin* ist als stark wirksames Analgetikum und Sedativum in allen Fällen angezeigt, in denen ein respiratorischer Notfall mit Thoraxverletzungen oder Polytraumatisierung einhergeht. Es ist außerdem besonders bei einem kardial ausgelösten Lungenödem angezeigt. Niedrige Dosierungen sind einzuhalten, um eine Atemdepression zu vermeiden.

Nitrolingual und *Furosemid* stellen die Notfallmedikamente der Wahl beim Lungenödem dar. Nitrokörper verringern über die Dilatation im venösen System den venösen Rückfluß zum Herzen, gleichsinnig wirkt sich das Furosemid aus, das die Kapazität des venösen Systems erhöht und außerdem zu einer raschen Elimination von Flüssigkeit führt.

Als Stimulatoren der Betarezeptoren sind *Adrenalin* und *Orciprenalin* beim Asthma bronchiale und beim Bronchospasmus indiziert. Eine Schlüsselstellung nimmt die Applikation von Adrenalin beim anaphylaktischen Schock mit Bronchokonstriktion und Bronchospasmus ein.

Beim Asthma bronchiale und bronchokonstriktorischen Prozessen können *Euphyllin* und *Prednisolon* die Wirkung der bereits genannten Medikamente ergänzen.

Schließlich ist die Applikation einer zentral sedierenden Substanz immer dann erforderlich, wenn Angst und Unruhe des Patienten den Zustand verschlimmern. *Diazepam* ist in einer Dosierung von 5–10 mg (i. v.) geeignet.

Einzelheiten über die hier angeführten Medikamente siehe Anhang: Notfallmedikamente.

VI. Störungen am kardiozirkulatorischen System

1. Ursachen

Unter *Herzinsuffizienz* ist allgemein das Nachlassen der Herzmuskelkraft zu verstehen, wobei das Herz als Pumpe nicht länger in der Lage ist, ein adäquates Blutvolumen, bezogen auf den venösen Rückstrom und den metabolischen Bedarf des Gesamtorganismus, zu fördern. Der Herzinsuffizienz liegt entweder eine Störung der *Energieverwertung* oder der *Energiebildung* oder eine kombinierte Störung von Energiebildung und -verwertung zugrunde. Als Ursachen kommen in Frage:
a) Störungen der Myokardfunktion im engeren Sinne,
b) Störungen der Reizbildung und Erregungsleitung am Herzen,
c) Störungen der mechanischen Beweglichkeit der Ausdehnungsfähigkeit des Herzens während der Kontraktions- und Füllungsphase.

Die *Herzinsuffizienz* ist durch bestimmte Leitsymptome gekennzeichnet, die davon abhängig sind, ob ein Rechtsherzversagen oder ein Linksherzversagen bzw. eine Kombination beider Syndrome vorliegt. Ganz allgemein gibt das Herz bei der stärkeren Füllung in der Diastole in seinem Gefüge nach, die Restblutmenge wächst an, ist jedoch nicht mehr mobilisierbar. Die wachsenden Restblutmengen können vom insuffizienten Herzen nicht mehr bewältigt werden, die gesamte Herz-Kreislauf-Funktion bricht zusammen.

Die akute *Insuffizienz des rechten Herzens* äußert sich in Stauungserscheinungen der vorgeschalteten Zirkulationsbereiche, also einer venösen Einflußstauung, einer Lebervergrößerung, peripheren Ödemen und Aszites. Ein klinisch meßbares Symptom ist der Anstieg des zentralvenösen Druckes. Die akute *Insuffizienz des linken Herzens* ist auch durch eine Belastungsdyspnoe gekennzeichnet. Hier kommen pulmonale Symptome und Symptome der verminderten Sauerstoffversorgung zur Geltung, insbesondere Zyanose, Lungenstauung und Lungenödem. Bei jeder Herzinsuffizienz entsteht ein Mißverhältnis zwischen Volumenbedarf und Volumenangebot. Für die Notfallmedizin ist die akut auftretende Störung der Myokardfunktion von Bedeutung. Hierbei ist am häufigsten die relative Überlastung des Herzens durch Muskelfaserverlust im Anschluß an einen *Myokardinfarkt* anzutreffen, seltener bei einer Myokarditis.

Eine mechanisch bedingte Herzmuskelinsuffizienz kann aber auch die Folge einer *Volumenüberlastung* nach zu rascher oder zu hoch dosierter Infusionstherapie, insbesondere bei Patienten mit einer kardialen Vorschädigung, sein.

Eine primär biochemisch bedingte Herzinsuffizienz kann ausgelöst werden durch:
– den Einfluß von Medikamenten und Giftstoffen, Anästhetika, aber auch Herzmitteln in absoluter bzw. relativer Überdosierung,
– Störungen des Intermediärstoffwechsels im Rahmen einer Hypoxie, Hyperkapnie, Azidose oder Hyperthyreose,
– endokrin, renal oder medikamentös verursachte Störungen in der Elektrolytzusammensetzung des Organismus.

Eine chronisch myokardiale Insuffizienz erlangt in der Notfallmedizin erst dann Bedeutung, wenn sie akut dekompensiert (Abb. 54).

Eine andere Form der Herzinsuffizienz resultiert aus Störungen der *Reizbildung* und *Erregungsleitung,* wenn als Folge dieser Ursachen das dem Bedarf entsprechende Stromzeitvolumen nicht mehr gefördert werden kann.

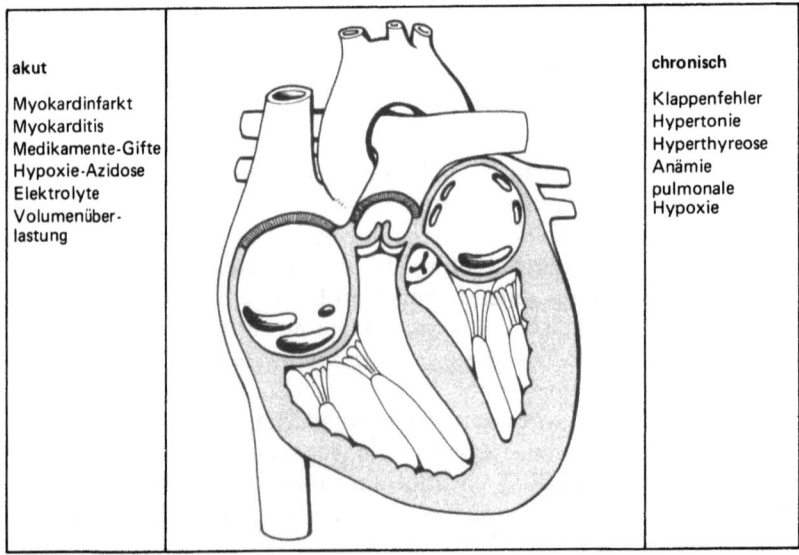

Abb. 54. Herzinsuffizienz: Myokardfunktion

AV-Überleitungsstörungen liegen zwischen Vorhöfen und Kammern in Höhe des AV-Knotens oder distal davon im Hisschen Bündel und den proximalen His-Purkinje-Faserstämmen. Die Kammerfrequenz wird durch Einspringen eines Ersatzrhythmus aufrechterhalten. Ein AV-Block unterschiedlichen Grades entsteht, wenn die normale Leitungsverzögerung überschritten bzw. die Überleitung ganz unterbrochen wird. Die Gefährdung durch den Block besteht allgemein gesehen neben der Grundkrankheit selbst in der Bradykardie und ihrer Instabilität mit Neigung zu Adams-Stokes-Anfällen.

Zu den primär mechanisch bedingten Ursachen der Herzinsuffizienz sind *Bewegungsbehinderungen des Herzens* (Trauma = Herzbeuteltamponade, Erkrankung = Perikarditis) zu zählen.

In der Besprechung folgen die Ursachen einer *Herz-Kreislauf-Insuffizienz,* die primär ihren Ursprung nicht am Herzen selbst, sondern im Bereich der Körperstrombahn haben. Einer „zirkulatorischen Insuffizienz" können zugrundliegen:

– Veränderungen an den Gefäßen,
– Veränderungen des Gefäßinhaltes, also des Blut- und Plasmavolumens,
– Veränderungen der Blutzusammensetzung.

Dabei kann die Regulation des Kreislaufsystems ungenügend sein, z.B. bei einer Einwirkung von Giften auf die Regulationszentren, oder aber die Regulationen sind intakt, die Belastung ist jedoch für eine adäquate Kompensation zu groß. Die Veränderungen an den Gefäßen können primär neurogen ausgelöst werden, z. B. im Rahmen einer Orthostase, als Reaktion auf ein Trauma, nach der Applikation von Medikamenten oder Giften. Auch bei der endokrin funktionell ausgelösten zirkulatorischen Insuffizienz entsteht die Schocksymptomatik auf der Basis einer relativen Hypovolämie.

An der Grenze zwischen funktionell und strukturell ausgelöster zirkulatorischer Insuffizienz sind toxische Reaktionen nach Vergiftungen und Infektionen anzusiedeln, bei denen einerseits Lähmungen des Gefäßsystems, andererseits Wandveränderungen mit erhöhter Durchlässigkeit für Plasma eintreten. Hier ist das Mißverhältnis zwischen Angebot und Bedarf besonders gravierend.

Eine primär strukturell bedingte zirkulatorische Insuffizienz im Bereich des Gefäßsystems tritt im Rahmen sklerosierender Gefäßprozesse bei Thrombosen und Embolien auf. Als typische Beispiele sind eine ausgeprägte Karotisstenose, eine Lungenembolie oder auch ein Aortenaneurysma zu nennen (Abb. 55).

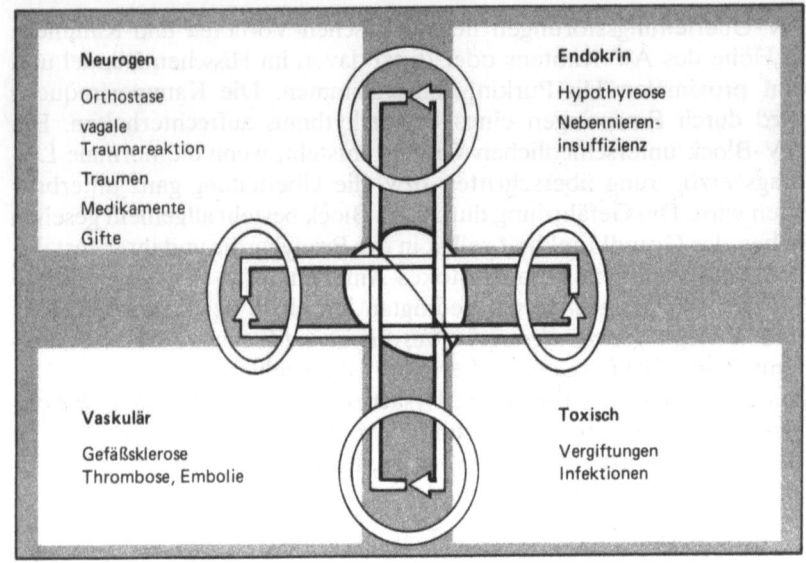

Abb. 55. Zirkulatorische Insuffizienz: Veränderungen an den Gefäßen

In der Notfallmedizin am weitesten verbreitet ist die zirkulatorische Insuffizienz durch *Verlust an zirkulierendem intravasalen* Volumen. Bei Verlusten von etwa 15–20% des zirkulierenden Volumens droht ein Schock, darüber hinaus muß mit einem klinisch manifesten Schock gerechnet werden.

Volumenverminderungen können auf der Basis von *Vollblutverlusten* entstehen, wie etwa bei akuten Blutungen nach innen bzw. außen, oder sich vorwiegend auf den *Verlust von Plasma* beschränken, wie z. B. bei Verbrennungen, oder schließlich durch primäre *Verluste an Flüssigkeit* und Elektrolyten bedingt sein, wie z. B. bei schweren Diarrhöen oder beim Ileus. In jedem Falle resultiert aus diesen Veränderungen ein hypovolämischer Schock.

Die *Blutzusammensetzung* ändert sich in Abhängigkeit davon, ob primär ein Vollblutverlust, ein Plasmaverlust oder ein vorrangiger Verlust an Wasser für die Entstehung des Schocks verantwortlich ist. Jede Änderung der Blutzusammensetzung führt zu einer zirkulatorischen Insuffizienz. Beim Vollblutverlust ist insgesamt die Menge des zirkulierenden Blutvolumens vermindert, die Relation von korpuskulären zu flüssigen Blutbestandteilen (ausgedrückt als Hämatokrit) jedoch gegenüber der Norm gleichgeblieben. Bei einem primären *Plasmaverlust*

ist wiederum das zirkulierende Volumen vermindert, jedoch primär auf Kosten des flüssigen Anteils, während der korpuskuläre Anteil nahezu unverändert bleibt. Daraus ergibt sich eine Erhöhung des Hämatokrits mit einer entsprechenden Viskositätserhöhung des Blutes und wiederum daraus resultierenden Störungen der Mikrozirkulation.
Gegensätzlich ist die Relation zwischen korpuskulären Anteilen und flüssigen Anteilen im Rahmen einer *Anämie*. Das zirkulierende Volumen kann normal sein, die korpuskulären Anteile sind jedoch absolut und relativ vermindert. Daraus resultiert eine Abnahme des Hämatokrits mit einer in Abhängigkeit vom Ausmaß bewirkten Verminderung der Sauerstofftransportkapazität des Blutes.
Das extreme Gegenteil zur Anämie stellt die *Polyzythämie* dar. Der Hämatokrit ist erheblich erhöht, die Fließeigenschaften sind vermindert.
Im folgenden sollen die unterschiedlichen *Schockformen* kurz charakterisiert werden:
Der *Volumenmangelschock* ist durch ein Mißverhältnis zwischen Volumenbedarf und Volumenangebot auf der Basis echter Volumenverluste gekennzeichnet. Das geförderte Herzzeitvolumen entspricht nicht mehr dem peripheren Bedarf, die dadurch ausgelöste körpereigene Regulation bewirkt die *sympathikoadrenerge Reaktion* mit einer dem Verlust korrelierenden Abschaltung peripherer Gefäßgebiete, die als *Kreislaufzentralisation* definiert ist und die den Sinn hat, die lebenswichtigen Organe zumindest noch mit einem Minimalkreislauf und einem entsprechenden Blut- und Sauerstoffangebot zu versorgen. Aus den primären Störungen der Makrozirkulation resultieren Perfusionsstörungen in den Kapillargebieten der Teilkreisläufe (Mikrozirkulation). Infolge des mangelnden O_2-Angebotes kommt es zu hypoxischen Gewebeschäden, der Stoffwechsel läuft anaerob ab, das Schockgeschehen endet in einer schweren metabolischen Störung (metabolische Azidose).
Als Schock durch Versagen der treibenden Kräfte kann der *kardiogene Schock* bezeichnet werden. Er tritt nahezu regelmäßig im Gefolge einer akuten Herzinsuffizienz und insbesondere des Myokardinfarktes auf.
Schockformen auf der Basis einer relativen Hypovolämie sind *septischer, bakteriotoxischer* und *Endotoxinschock*, der *neurogene Schock* bei Vasomotorenversagen, Spinalschock etc. sowie schließlich der Schock im Rahmen der *Antigen-Antikörper-Reaktion*. Alle Schockformen sind letztlich klinische, pathophysiologische und biochemische Manifestationen eines Zustandes, bei dem das Stromzeitvolumen abso-

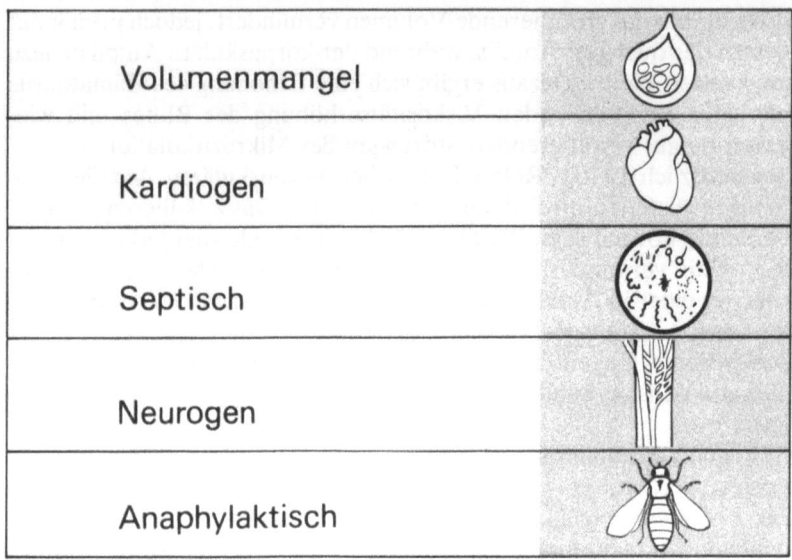

Abb. 56. Zirkulatorische Insuffizienz: Schockformen

lut oder relativ nicht mehr zur Deckung des Sauerstoffbedarfes der Gewebe ausreicht (Abb. 56).

Die folgenschwerste Form einer Herz-Kreislauf-Insuffizienz ist der *Kreislaufstillstand*. Neben respiratorischen können insbesondere primär kardiale bzw. kardiozirkulatorische Ursachen zugrundeliegen. Während beim respiratorisch ausgelösten Kreislaufstillstand die Unterbrechung der Sauerstoffzufuhr Ursache des Kreislaufstillstandes ist, ist der primär kardial und zirkulatorisch bedingte Kreislaufstillstand direkt durch eine Organinsuffizienz (z. B. Folge eines Herzinfarktes) oder durch fehlende Leistungsbedingungen (z. B. intravasaler Volumenmangel) bedingt. Die unterschiedlichen auslösenden Ursachen ergeben sich aus den folgenden Zusammenstellungen (Abb. 57–59).

2. Anzeichen von Störungen am kardiozirkulatorischen System

Für die schnelle Information über die Ursache einer *kardiozirkulatorischen Störung* sind die drei Komponenten – das Herz, das Blut und das Gefäßsystem – zu analysieren. Dafür hat sich wiederum eine Checkliste bewährt (Abb. 60).

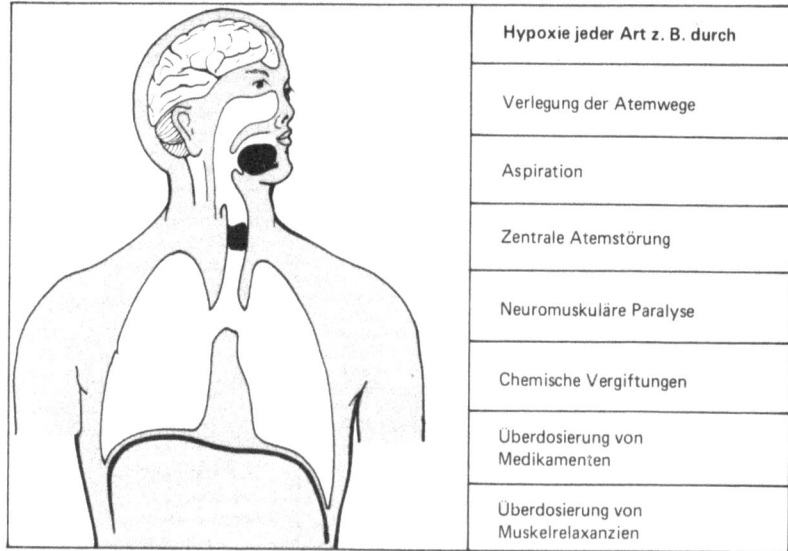

Abb. 57. Kreislaufstillstand: Respiratorische Ursachen

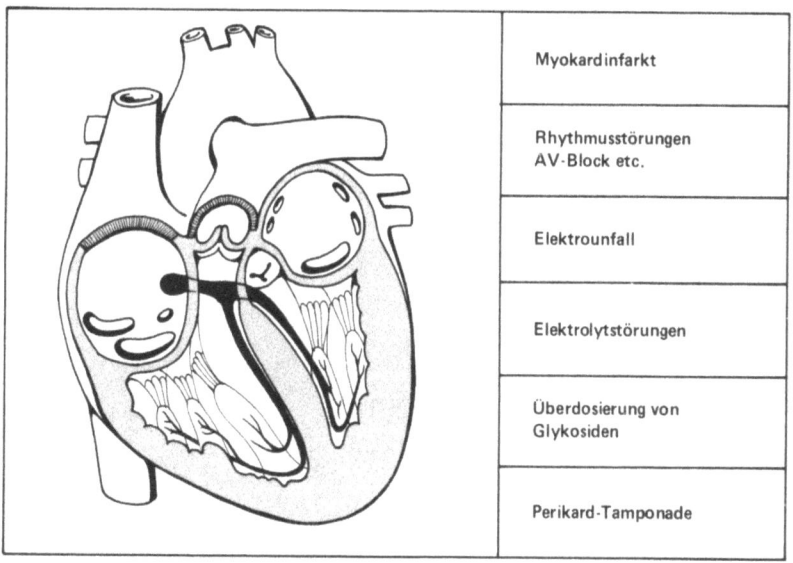

Abb. 58. Kreislaufstillstand: Kardiale Ursachen

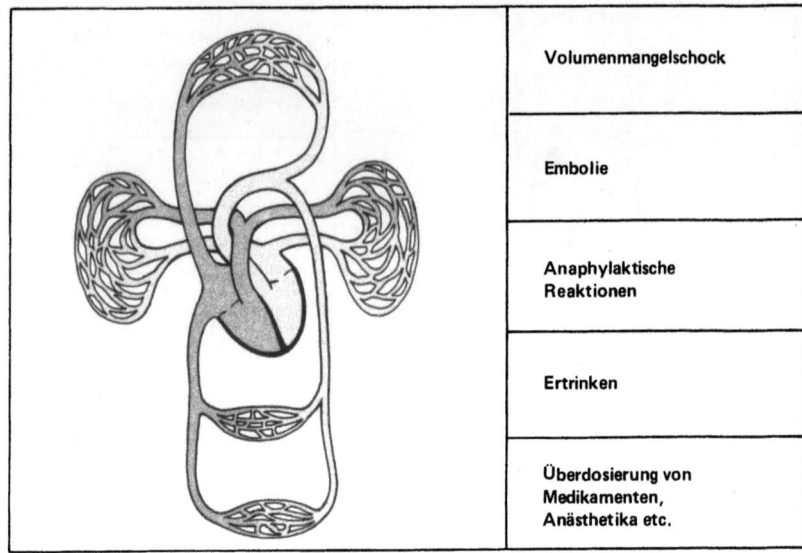

	Volumenmangelschock
	Embolie
	Anaphylaktische Reaktionen
	Ertrinken
	Überdosierung von Medikamenten, Anästhetika etc.

Abb. 59. Kreislaufstillstand: Kardiozirkulatorische Ursachen

Checkliste: Herz-Kreislauf

	ja	nein		ja	nein
1. Hämodynamische Leistung			**3. Änderungen in der Blutzusammensetzung**		
Asystolie	☐	☐			
Kammerflimmern	☐	☐	Plasma- oder		
Arrhythmien	☐	☐	Wasserverluste	☐	☐
Digitalisintoxikation	☐	☐	Störungen der Fließeigenschaften	☐	☐
Elektrolytveränderungen	☐	☐	**4. Veränderungen am Gefäßsystem**		
2. Veränderungen des Blutvolumens			Arteriosklerose	☐	☐
Volumenmangel	☐	☐	Regulationsstörungen	☐	☐
Erythrozytenmangel	☐	☐	Embolien	☐	☐

Abb. 60

Tabelle 3. Sofortdiagnose – Kardiozirkulatorische Notfälle

Schock

allgemeine Schocksymptome:
kühle, feuchte, blaß-zyanotische Haut
stark verzögerte Nagelbettdurchblutung
Vasokonstriktion der sichtbaren Venen
Unruhe, Dyspnoe
Tachykardie ⎫
RR-Abfall ⎬ 100:100 Regel
kleine Amplitude ⎭

Der *Kreislaufstillstand* ist aufgrund der noch darzustellenden Symptomatik leicht zu erkennen. Auf die Reizbildungs- und Erregungsleitungsstörungen, die zu einem kardiozirkulatorischen Notfall führen können, wurde bereits hingewiesen. Im Rahmen der Elementar- bzw. Sofortdiagnostik ist davon auszugehen, daß nur Rückschlüsse aus der Auskultation des Herzens bzw. der Palpation des Pulses gezogen werden können. Beobachtungs- und behandlungsbedürftig sind Extrasystolen, wenn sie gehäuft, mehr als 5/min, oder in Salven auftreten oder in Kombination mit einem langsamen Grundrhythmus beobachtet werden (Tabelle 3).

Die allgemeinen Schocksymptome weisen auf die vorherrschende Kreislaufsituation mit Kreislaufzentralisation, peripherer Vasokonstriktion und verminderter Perfusion hin. Diese Schockzeichen finden sich jedoch bei allen wichtigen Schockformen, da die Endstrecke auch unterschiedlich entstandener Schockformen immer die gleiche ist.

Beim *hypovolämischen Schock* sind aus dem Ereignis entsprechende Hinweise auf eingetretene Volumenverluste zu entnehmen oder bei versteckten Blutungen zu vermuten. Es ist daran zu denken, daß nicht nur Vollblutverluste nach außen, in die Gewebe oder in die Körperhöhlen von Bedeutung sind, sondern in gleicher Weise Verluste von Blutbestandteilen, wie sie insbesondere bei Verbrennungen auftreten (Abb. 61).

Die Abbildung verdeutlicht die *Verlustraten an zirkulierendem Volumen,* wie sie nach unterschiedlichen Traumen in einer Faustregel zu veranschlagen sind.

Bei Auftreten der dargestellten klinischen Zeichen eines Volumenmangelschocks ist mit einer Verminderung des zirkulierenden Blutvolumens um mindestens 20% zu rechnen. Falls keine weiteren Hilfsmit-

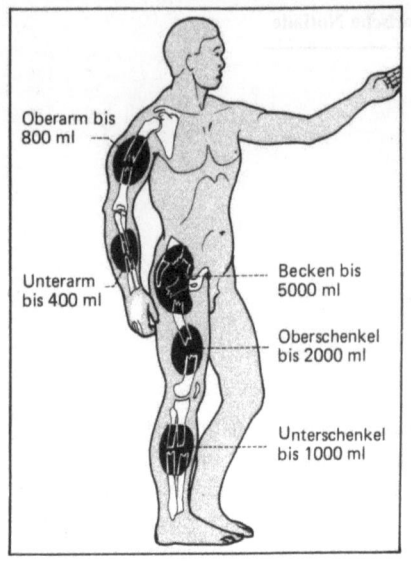

Abb. 61. Blutverluste bei Frakturen

tel zur Verfügung stehen, resultiert daraus die Aufforderung zur sofortigen Schocklagerung (S. 125) oder, falls ärztliche Hilfe möglich ist, zur sofortigen Volumensubstitution.

Beim *kardiogenen Schock* werden die gleichen allgemeinen Schockzeichen beobachtet. Hinweise auf Symptome eines Herzinfarktes, einer Lungenarterienembolie, einer Herzbeuteltamponade, Herzrhythmusstörungen ermöglichen die Differenzierung. Charakteristisch ist, daß die Venen, insbesondere die Halsvenen, nicht kollabiert, sondern eher gefüllt und gestaut sind, also Zeichen eines erhöhten Venendruckes vorliegen.

Beim *septischen Schock* sind neben den wieder vorhandenen allgemeinen Schockzeichen stets Hinweise auf eine Sepsis zu erhalten und andere Ursachen, wie ein Volumendefizit oder eine kardiale Mitbeteiligung, aufgrund des Ablaufes und der typischen Symptome auszuschließen.

Beim *anaphylaktischen Schock* ergibt sich die Sofortdiagnose eindeutig aus dem Ablauf des Geschehens. Der anaphylaktische Schock stellt außerdem die akuteste Schockform dar.

Als Sonderform eines zirkulatorischen Notfalles ist die *vasovagale Synkope* anzuschließen. Dazu sind alle Dysregulationen zu rechnen, die zu einer mangelhaften zerebralen Blutversorgung führen. Hierzu gehört auch die banale *Ohnmacht*. Diese Formen werden auch als „Schmerz-

oder Angstschock" bezeichnet. Leitsymptom ist aufgrund des vorherrschenden Vagotonus die Bradykardie von 40–60/min mit Blutdruckabfall. Gleichzeitig sind die übrigen generellen Schocksymptome, wie Blässe, Kälte und periphere Mangeldurchblutung, vorhanden. Generell gilt für die kardiozirkulatorischen Notfälle, daß es wohl um eine Differenzierung, in den meisten Fällen jedoch nicht um eine differenzierte Diagnostik gehen kann, da es z. B. bei einem Blutungsschock von untergeordneter Bedeutung ist, ob es sich um eine gastrointestinale Blutung oder um eine Blutung nach einem Trauma handelt. Die im Rahmen der Notfallmedizin übliche Sofortdiagnostik soll also lediglich den generellen Ansatzpunkt der Therapie analysieren.

3. Sofortmaßnahmen bei Störungen am kardiozirkulatorischen System

Bei kardiozirkulatorischen Störungen sind *Basismaßnahmen*, die ohne Hilfsmittel zum Einsatz kommen können, abgesehen vom Kreislaufstillstand, begrenzt.

3.1 Volumenmangelschock

Neben den bereits dargestellten Möglichkeiten der unterschiedlichen *Schocklagerungen* ist bei Blutungen nach außen die *Blutstillung* von entscheidender Bedeutung, da nur mit einer sofort wirksamen Blutstillung weiteren Verlusten und damit einer Vertiefung des Schocks vorgebeugt werden kann. An erster Stelle ist der *Druckverband* zu nennen (Abb. 62).

Durchführung. Eine keimfreie Wundauflage (Verbandpäckchen) wird auf die blutende Wunde aufgelegt und mit einem zusätzlichen Polster (z. B. zweites Verbandpäckchen) der notwendige Druck ausgeübt. Mit der Binde des Verbandpäckchens werden nunmehr Druckpolster und Wundbedeckung unter starker Kompression fixiert. Eventuell muß bei starken Blutungen ein zweiter Druckverband in gleicher Weise wiederholt werden.
Nach Durchführung des beschriebenen Druckverbandes und Hochlagerung der Extremität kommt die Blutung in der Regel zum Stehen. Bei äußerst seltenen, spritzenden arteriellen Blutungen ist sofort, vor und während des Anlegens eines Druckverbandes, ein *Abdrücken* an dafür geeigneten Stellen durchzuführen. Die wichtigsten Abdruckstellen ergeben sich aus Abb. 63.

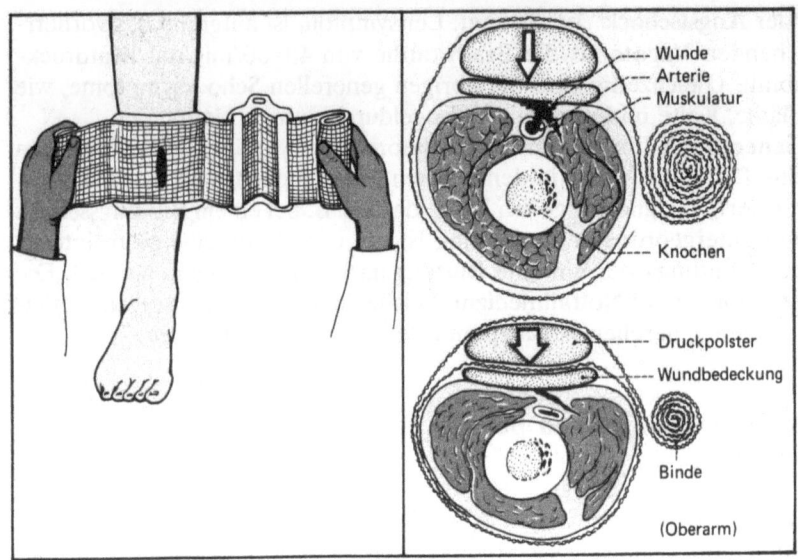

Abb. 62. Druckverband

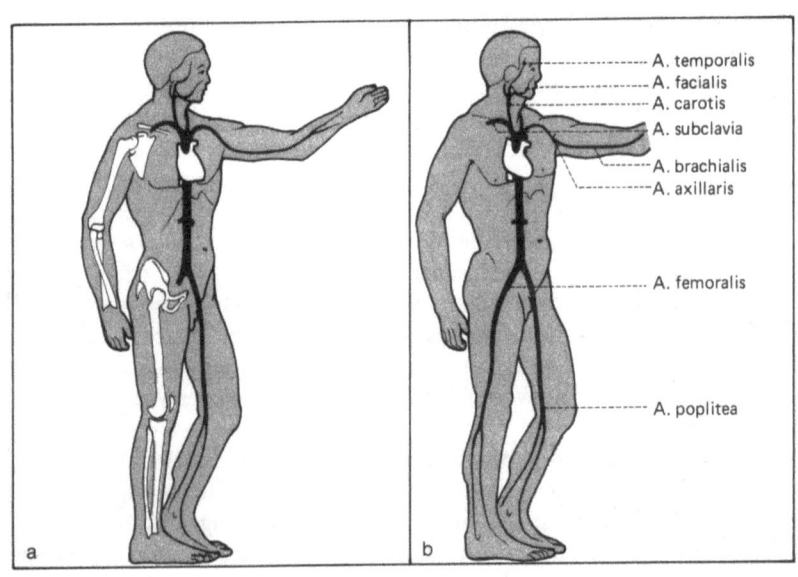

Abb. 63a u. b. Blutstillung durch „Abdrücken".
a Anatomie **b** Abdruckstellen

Abbindungen, die immer noch zu häufig angewendet werden, sind meistens überflüssig, da Druckverbände in der Regel zur Blutstillung ausreichen. In den extrem seltenen Fällen, in denen eine Abbindung unabdingbar erforderlich ist, muß sie mit geeignetem Material, z. B. einem Dreiecktuch, durchgeführt werden. Das Dreiecktuch wird dafür krawattenförmig zusammengewickelt und an beiden Enden verknotet. In die Schlaufe steckt der Helfer einen Stock oder einen anderen geeigneten Gegenstand und dreht diesen knebelförmig so lange, bis die Abbindung effektiv ist, d. h. bis die Blutung steht. Der Stab wird in der entsprechenden Lage durch ein zweites Dreiecktuch fixiert. Die Uhrzeit der Abbindung ist zu vermerken.

Zusätzliche Maßnahmen beim Volumenmangelschock sind nur durch Rettungssanitäter oder Ärzte möglich. Wichtig erscheint noch der Hinweis, daß bei Schockpatienten auf eine ausreichende Atemfunktion zu achten ist und außerdem jede Verursachung von zusätzlichen Schmerzen unbedingt vermieden werden muß.

3.2 Vasovagale Synkope

Bei diesen Zustandsbildern reicht im allgemeinen die sofortige *Flachlagerung,* eventuell die zusätzliche Herstellung der beschriebenen „Taschenmesserposition" aus, um nach kurzer Zeit eine Normalisierung der Kreislauffunktion zu erreichen (S. 25).

3.3 Kardiogener Schock

Außer einer entsprechenden Lagerung (S. 26) kann der Laienhelfer ohne Hilfsmittel keine wirksamen Maßnahmen durchführen. Allerdings ist eine genaue Beobachtung des Patienten erforderlich, da ein kardiogener Schock jederzeit in einen Kreislaufstillstand einmünden kann.

3.4 Anaphylaktischer Schock

Außer der entsprechenden Schocklagerung sind ohne Medikamente keine weiteren Sofortmaßnahmen möglich. Es sei denn, es tritt als Folge des Schocks ein Kreislaufstillstand ein. Dann gelten die dabei üblichen Sofortmaßnahmen.

3.5 Kreislaufstillstand

Für die Sofortmaßnahmen, die sich bei einem Kreislaufstillstand ergeben, ist es von untergeordneter Bedeutung, welche auslösende Ursache und welcher Typ des Kreislaufstillstandes (Asystolie, Kammerflim-

mern) vorliegen. Die *Symptome* sind eindeutig und werden durch *Beobachten* und *Tasten* festgestellt. Zu beobachten sind eine Bewußtlosigkeit, ein Atemstillstand, eine Blässe der Haut und weite, reaktionslose Pupillen. Als sicheres hämodynamisches Zeichen des Kreislaufstillstandes ist der fehlende Puls der Arteria carotis zu nennen (Abb. 64).
Basierend auf diesen allgemeinen Symptomen des Herz-Kreislauf-Stillstandes kann mit Hilfe einer ebenso einfachen *Checkliste* schnell entschieden werden, ob einfache oder eingreifende, aber lebensrettende Maßnahmen ergriffen werden müssen. Ein stufenweises Vorgehen ist unerläßlich. Vielfach reicht die Behebung eines Atemstillstandes schon aus, um eine ineffektive Herz-Kreislauf-Funktion zu reaktivieren. Dementsprechend werden zunächst nach *Flachlagerung* des Patienten die *Atemwege freigemacht*. Kommt danach die Atmung bereits in Gang, wird auch eine genügende Kreislauffunktion wiederkehren. Bleibt der Atemstillstand bestehen, so wird unverzüglich *3- bis 5mal beatmet*, um zunächst eine ausreichende Oxygenierung zu erzielen. Im Anschluß daran gibt die Palpation der Arteria carotis darüber Auskunft, ob der Kreislaufstillstand weiter besteht oder ob er inzwischen behoben worden ist. Fehlt der Puls der Arteria carotis auch weiterhin,

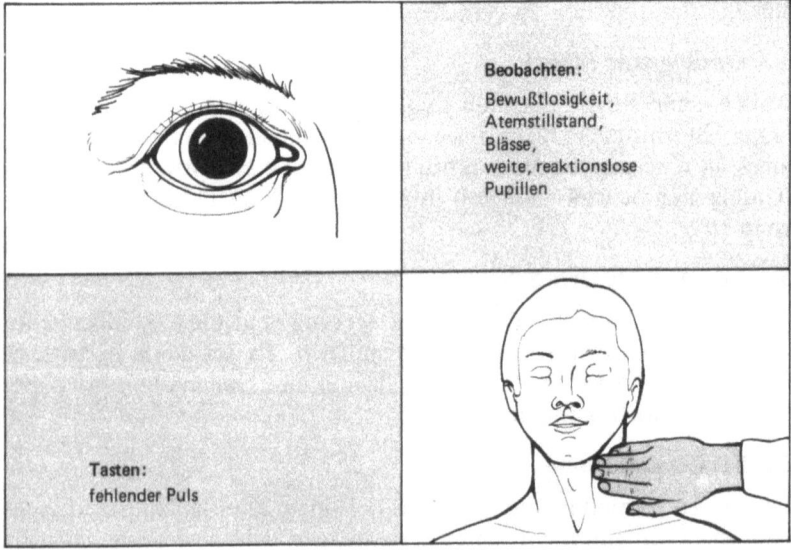

Abb. 64. Kreislaufstillstand: Symptomatik

so wird unverzüglich und konsequent mit der kombinierten *kardiopulmonalen Reanimation* begonnen, d. h. Beatmung und Herzmassage wechseln in einem festgelegten Rhythmus ab (Abb. 65).
Jede Wiederbelebung beginnt prinzipiell, unabhängig von der zugrundeliegenden Ursache, mit der Beatmung, um dem Organismus zunächst Sauerstoff zuzuführen, der erst in Kombination mit der Zirkulation als Transportmittel eine Reanimation der lebenswichtigen Organe ermöglicht. Die Methoden der Mund-zu-Nase- und Mund-zu-Mund-Beatmung wurden bereits dargestellt.
Zwischen Aufnahme der Beatmung und Beginn der Herzmassage kann ohne jeden Zeitverzug ein *präkordialer Schlag* zwischengeschaltet werden. Dieser besteht in einem kräftigen Faustschlag auf die Mitte des Brustbeines aus ca. 30 cm Höhe. Er ist ausschließlich indiziert beim sogenannten „blassen" Herzstillstand, der nicht auf einer Hypoxie beruht und der *unverzüglich nach eingetretenem Herzstillstand,* also durch einen Augenzeugen des Geschehens, zur Anwendung kommen kann.
In allen anderen Fällen, insbesondere wenn die Ursache in einer Hypoxie besteht, bei jedem Kreislaufstillstand im Kindesalter und falls schon eine Zeitspanne zwischen Eintritt des Kreislaufstillstandes und dem Einsetzen der Soforthilfe vergangen ist, ist dieser präkordiale

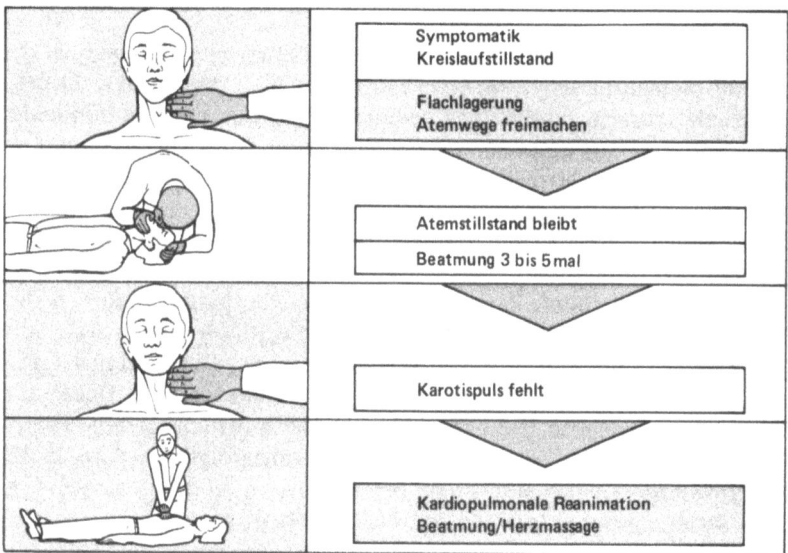

Abb. 65. Kardiopulmonale Reanimation: Checkliste

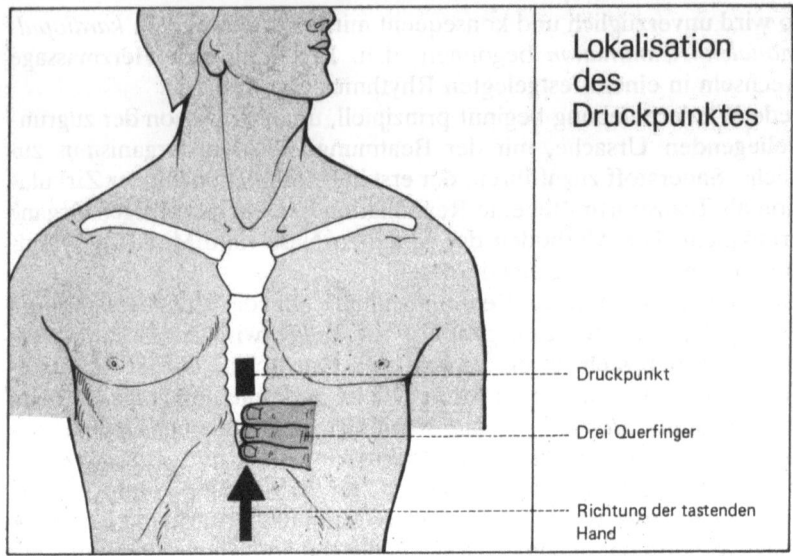

Abb. 66. Herzdruckmassage

Schlag sinnlos und verzögert die notwendigen Reanimationsmaßnahmen.
Zur präzisen Durchführung der extrathorakalen Herzmassage ist die genaue Beachtung des *Druckpunktes* unerläßlich. Der exakte Druckpunkt, der zur Erzielung eines bestmöglichen Effektes bei minimaler Komplikationsrate gewählt werden muß, liegt beim Erwachsenen im unteren Anteil des Brustbeines, ca. drei Querfinger oberhalb des Processus xiphoideus (Abb. 66).
In der Druckphase der Herzmassage wird das Herz zwischen Hinterfläche des Brustbeines und Vorderfläche der Wirbelsäule rhythmisch komprimiert. Dadurch kann das im Herzen befindliche Blut in den Kreislauf ausgeworfen werden. In der Entlastungsphase werden die Herzkammern über die Vorhöfe aus dem venösen Schenkel des Kreislaufsystems erneut mit Blut gefüllt, das zum Teil durch die Beatmung oxygeniert worden ist. Dabei fehlt jedoch die sonst vorhandene Windkesselfunktion der Aorta, der Blutdruck wird folglich während der Kompression lediglich systolisch vorhanden sein, in der Diastole, d. h. der Entlastungsphase, sinkt er auf Null (Abb. 67).
Für die *Durchführung der äußeren Herzmassage* kniet oder steht der Arzt bzw. Helfer seitlich vom Patienten, die Ellenbogen des Helfers

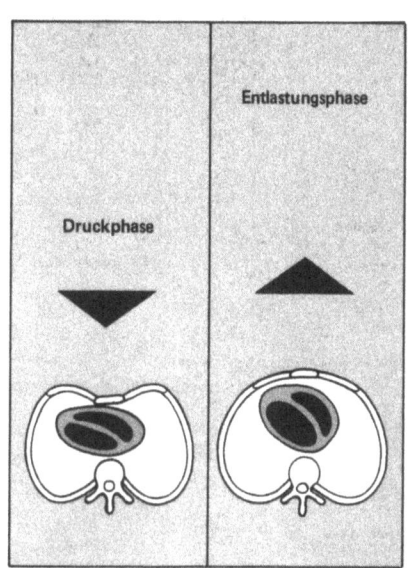

Abb. 67. Herzmassage: Wirkungsprinzip

sind gestreckt, nur die übereinandergelegten Handballen, bei angehobenen Fingerspitzen, werden genau in der Längsrichtung des Brustbeins auf den Druckpunkt aufgesetzt. Der Druck muß senkrecht von oben erfolgen und so stark sein, daß das Brustbein etwa 4 cm der Wirbelsäule genähert wird. Die Kompressionen erfolgen in gleichem Rhythmus und ununterbrochen, die Druck- und Entlastungsphasen sind von gleicher Dauer, die Handballen bleiben auch in der Entlastungsphase auf dem Druckpunkt (Abb. 68).

Wird die *kardiopulmonale Reanimation von einem Helfer* durchgeführt, so beginnt sie mit drei bis fünf Insufflationen, an die sich sofort 15 Kompressionen anschließen. Die weitere Reihenfolge besteht aus jeweils *zwei Insufflationen und 15 Kompressionen* bei einer Frequenz, die – kontinuierlich durchgeführt – 80 Kompressionen/min und 30 Beatmungen/min ausmachen würde (Arbeitsfrequenz). Mit Hilfe dieser angenommenen Arbeitsfrequenz kann eine ausreichende Effektivfrequenz von Kompressionen und Beatmungen pro Minute erreicht werden (Abb. 69).

Bei der *kardiopulmonalen Reanimation mit zwei Helfern* übernimmt ein Helfer die Beatmung, der zweite die externe Herzmassage. Die Helfer nehmen dabei am besten gegenüberliegende Positionen ein, um sich nicht gegenseitig zu behindern. Der Beatmende beginnt mit drei

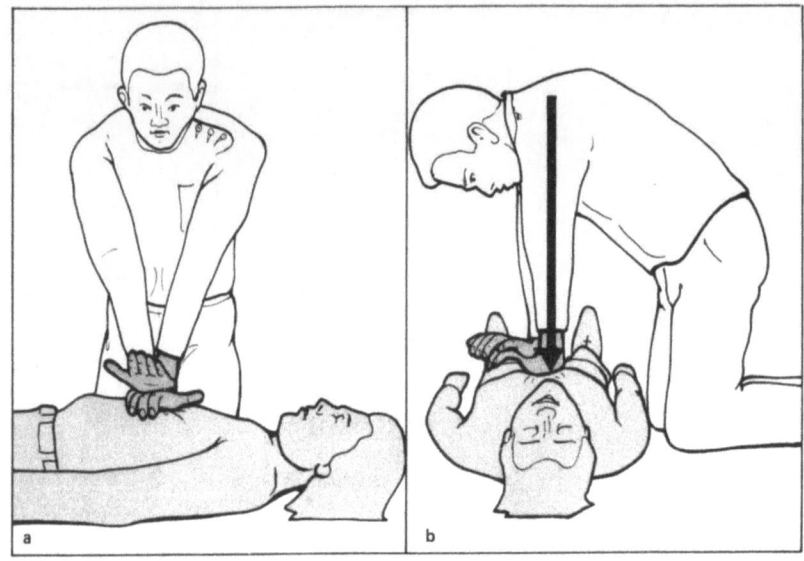

Abb. 68. Herzdruckmassage: Technik

bis fünf Insufflationen, der zweite Helfer nimmt dann die Herzmassage mit einer Frequenz von 60/min auf. Das Beatmungs-Kompressions-Verhältnis beträgt jetzt 1:5. Die Beatmung erfolgt grundsätzlich interponiert zwischen zwei Massagen, um einen erneuten Abfall des durch die Massage erreichten Blutdruckes zu vermeiden. Falls der Patient intubiert ist, läßt sich die Massagefrequenz auf 80/min steigern. Die Koordination zwischen Beatmung und Massage ist unter der Intubation und Beatmung nicht mehr von vordergründiger Bedeutung.
Mit Hilfe einer effektiv durchgeführten kardiopulmonalen Wiederbelebung lassen sich hinsichtlich der Oxygenierung des Blutes und der Transportverhältnisse des Blutes Bedingungen schaffen, die einen *Minimalkreislauf* gewährleisten. In der Beatmungsphase wird eine größtmögliche Aufsättigung des Blutes angestrebt, in der Massagephase wird das oxygenierte Blut mit Hilfe der Herzmassage in den Kreislauf ausgeworfen, gleichzeitig das desoxygenierte Blut zum Herzen zurückgeführt. Sofern zwei Helfer zur Verfügung stehen, läßt sich durch die höhere Effektivfrequenz insbesondere der rasche Druckabfall verhindern, so daß die nächste Kompression bereits in den noch abfallenden Schenkel der Druckkurve fällt. Dadurch wird der arterielle Mitteldruck insgesamt angehoben.

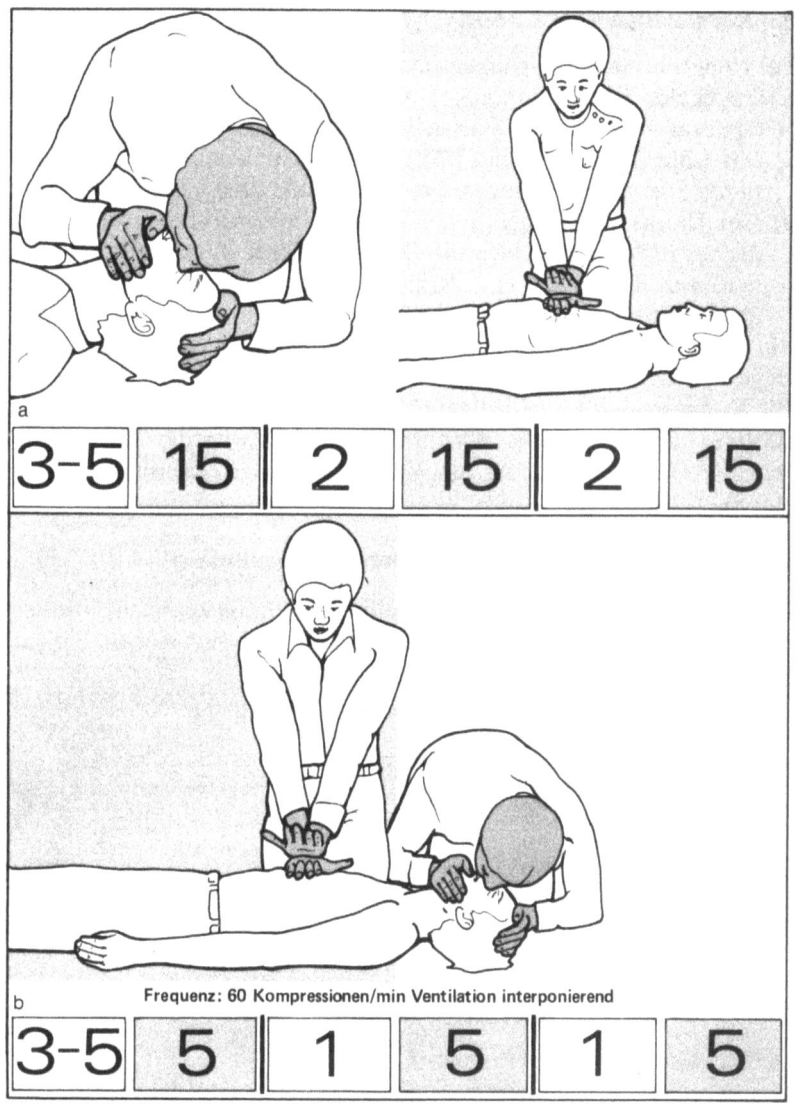

Abb. 69a u. b. Kardiopulmonale Reanimation.
a „Einhelfermethode"
b „Zweihelfermethode"

3.6 Reanimation von Kindern

Bei Neugeborenen, Säuglingen und Kleinkindern sind technische Variationen der kardiopulmonalen Wiederbelebung zu beachten. Zur Herzmassage stehen zwei Varianten zur Verfügung:
a) Mit Hilfe des Zeige- und Mittelfingers wird das Sternum *(Druckpunkt Sternummitte)* gegen die Wirbelsäule komprimiert.
b) Der Thorax des Neugeborenen wird mit beiden Händen von kranial her umgriffen, wobei sich die Daumenspitzen in der Sternummitte berühren. Dabei soll eine Kompressionstiefe von ca. 1,5 cm nicht überschritten werden.

Bei älteren Säuglingen und Kleinkindern wird mit dem aufgesetzten Handballen einer Hand komprimiert (Abb. 70).

Die Kompressionsfrequenz liegt bei Neugeborenen und Säuglingen um 100/min. Das Verhältnis Kompression zu Ventilation beträgt wiederum 5:1. Auch hier ist die Ventilation interponierend durchzuführen.

3.7 Komplikationen bei kardiopulmonaler Reanimation

Wie jede andere eingreifende Behandlungsmethode kann auch die kardiopulmonale Reanimation Komplikationen nach sich ziehen. Sie ent-

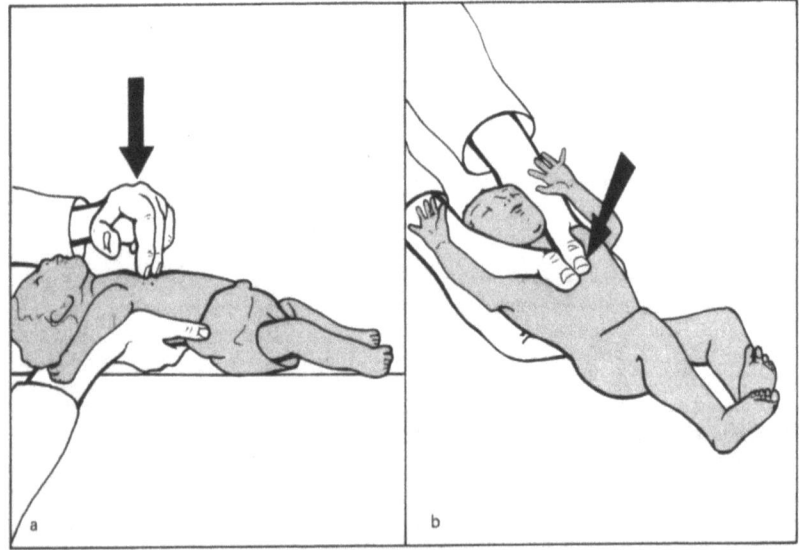

Abb. 70. Herzdruckmassage bei Neugeborenen und Kleinkindern

stehen in aller Regel jedoch vorwiegend bei Anwendung einer fehlerhaften Technik, seltener infolge anatomischer Gegebenheiten, zusätzlicher bereits bestehender Verletzungen oder durch das Alter des Patienten. Dabei können knöcherne Frakturen am Sternum, an den Rippen etc. von Weichteilverletzungen an der Lunge, der Leber, der Milz oder des Herzens unterschieden werden. Nicht selten tritt im Gefolge derartiger Begleitverletzungen ein Pneumothorax auf (Abb. 71).

3.8 Effektivitätskontrolle

Die Effektivität der kardiopulmonalen Wiederbelebung kann mit Hilfe der gleichen einfachen Überwachungskriterien beurteilt werden, wie sie zur Feststellung des Kreislaufstillstandes bereits genannt wurden. Die auffallendsten Veränderungen manifestieren sich in einem Engerwerden der Pupillen sowie einer besseren Durchblutung der Haut und Schleimhäute. Bei jeder effektiv durchgeführten Herzkompression ist der Karotispuls tastbar.

Häufig wird die Frage gestellt, unter welchen Bedingungen noch mit einer kardiopulmonalen Reanimation begonnen und wie lange sie im Einzelfall fortgesetzt werden soll. Hierzu sind nur grundsätzliche Aussagen möglich. Eine kardiopulmonale Reanimation ist nur bei akuten Geschehen nach Traumen oder Erkrankungen indiziert, nicht dagegen

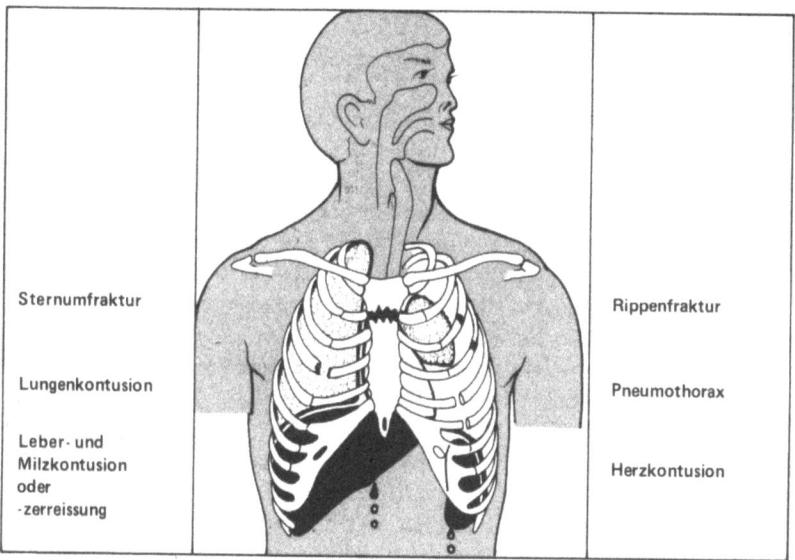

Abb. 71. Kardiopulmonale Reanimation: Komplikationen

im Endzustand eines schweren, chronischen Krankheitsbildes. Die Aussichten für einen Erfolg und eine völlige Wiederherstellung des Patienten sind naturgemäß um so besser, je jünger der Patient ist und je früher eine effektive kardiopulmonale Reanimation beginnt. Zeitangaben, die auch von Angehörigen und Augenzeugen gemacht werden, sind mit größter Vorsicht zu betrachten. In diesen Situationen kann niemand verläßliche Zeitangaben machen. Für den Helfer gilt daher der Grundsatz, daß er grundsätzlich mit der kardiopulmonalen Reanimation sofort beginnt und sie so lange weiterführt, bis ein Arzt die Einstellung der Maßnahmen anordnet.

4. Erweiterte Sofortmaßnahmen bei Störungen am kardiozirkulatorischen System

4.1 Volumenmangelschock

Die einzige kausale Therapie bei allen Formen eines Volumenmangelschocks, im Zweifelsfall auch bei vasovagalen Reaktionen, besteht in der sofortigen *Volumensubstitution*. Die Anamnese gibt die Möglichkeit zur Differenzierung des individuellen Flüssigkeitsbedarfes. Die erste Frage lautet: Ist der nachweisbare Schock Folge eines Verlustes an Vollblut (z. B. Gefäßverletzung), an Plasma (z. B. Verbrennungen), oder ist er im Rahmen einer Störung des Wasser-Elektrolyt-Haushaltes aufgetreten? Die Antwort bestimmt die Auswahl der Infusionslösung.
Bei allen Verlusten von Blut und/oder Blutbestandteilen sind *kolloidale Volumenersatzmittel* als Mittel der Wahl anzusehen (Tabelle 4). In der Tabelle sind die heute im Handel befindlichen kolloidalen Volumenersatzmittel durch ihr Molekulargewicht, die Volumenwirkung und die mittlere intravasale Verweildauer charakterisiert. Für alle Volumenersatzmittel gilt, daß sie keine biologische Funktion wahrnehmen, sondern vorwiegend die onkotische Wirkung des Albumins ersetzen und damit für die Soforttherapie einen ausreichenden Effekt besitzen, so daß Blut bzw. Blutbestandteile im Rahmen der Erstversorgung nicht benötigt werden (Tabelle 5).
Die primäre Aufgabe der Soforttherapie lautet: *Sicherung des Erhaltungsstoffwechsels* durch die Wiederherstellung eines Gleichgewichtes zwischen Herzzeitvolumen und peripherem Bedarf, um das Überleben zu sichern und hypoxische Schäden an den Geweben zu vermeiden.
Für die *Dosierung* gilt die Faustregel, daß bei nachgewiesener Schocksymptomatik ein intravasales Defizit von mindestens 1000 ml besteht

Tabelle 4. Kolloidale Volumenersatzmittel

Kolloid	Intravasale Volumenwirkung	Verweildauer
Dextran 60 z. B. Macrodex 4,5 oder 6% Plasmafusin Thomaedex	100%	> 6 h
Gelatine 30 z. B. Gelifundol, Thomaegelin	60%	3–4 h
Hydroxyäthylstärke z. B. Plasmasteril 450	100%	8 h
Expafusin 40	60%	3 h

Tabelle 5. Erhaltungsstoffwechsel

Aufgabe:	Perfusion sicherstellen Herzzeitvolumen = peripherer O_2-Bedarf
dadurch:	Zellschäden vermeiden Überleben sichern

zu erreichen durch Normalisierung:
a) der Atemfunktion (O_2 oder Beatmung)
b) des intravasalen Volumens (kolloidales Volumenersatzmittel, Albumin 5% oder Elektrolytlösung)
c) der myokardialen Leistung (Kardiaka)
d) der Mikrozirkulation (Sympathikolytika, niedermolekulares Dextran)

und mindestens diese Menge durch eine Schnellinfusion innerhalb von 10–15 min zugeführt werden soll. Die weitere, im Einzelfall notwendige Dosierung richtet sich nach der vorhandenen Kreislaufsymptomatik.
In jedem Fall ist die begonnene Infusionstherapie während des Transportes fortzusetzen. Die Grundregel lautet, daß bei einem Schockverletzten bereits am Orte des Geschehens eine weitgehende Stabilisierung des Kreislaufes erreicht werden sollte. Diese Forderung ist jedoch nicht in jedem Falle, insbesondere z. B. bei weiterbestehenden intraabdominellen Blutungen, zu erfüllen. Zu den ersten Aufgaben gehört daher die Entscheidung, ob durch eine Blutstillung und Infusion eine

Stabilisierung möglich erscheint oder ob ein schneller Abtransport unter Fortführung der Volumensubstitution notwendig ist, da die Blutungsquelle nur durch eine operative Intervention ausgeschaltet werden kann.

Wichtig erscheint der Hinweis, daß zur Sicherung des Erhaltungsstoffwechsels auch die *Sicherung der Atemfunktion* gehört, also in Abhängigkeit von der Art und Schwere der Verletzung eine zusätzliche Applikation von Sauerstoff oder sogar eine Intubation mit künstlicher Beatmung indiziert ist.

Erst mit Hilfe einer differenzierten *klinischen Diagnostik* ist es möglich, die notwendigen Feinkorrekturen, z. B. in den Flüssigkeitsräumen, im Säuren-Basen-Haushalt etc., durchzuführen und die Voraussetzungen für die Wiederaufnahme des *Funktionsstoffwechsels* der Organe zu schaffen.

Bei vorwiegenden Verlusten von Wasser und Elektrolyten ist eine *Vollelektrolytlösung* vom Typ des Ringer-Laktats zur primären Volumensubstitution indiziert. In Ausnahmesituationen, in denen keine kolloidalen Volumenersatzmittel zur Verfügung stehen, können diese Lösungen auch zum Ausgleich von Verlusten an Blut und Blutbestandteilen Verwendung finden. Es wird wegen der nur kurzzeitigen intravasalen Verweildauer dann jedoch etwa die zwei- bis dreifache Menge benötigt (Tabelle 6).

In Tabelle 6 sind die Infusionslösungen, Sauerstoff und Medikamente zusammengefaßt, die für die primäre Therapie des Volumenmangelschocks benötigt werden. Einzelheiten siehe Anhang: Notfallmedikamente.

Tabelle 6. Volumenmangelschock – Medikamentöse Therapie

1. Hypovolämie:
Kolloidale Volumenersatzmittel,
Elektrolytlösungen (z. B. Ringer-Laktat)

2. Störungen der Atemfunktion:
O_2-Insufflation (4 l/min),
Beatmung mit hohem O_2-Anteil,
eventuell PEEP (+5 cm WS)

3. Schmerzen und Unruhe:
a) Morphin 5–10 mg i. v.
b) Valium 5–10 mg i. v.

4. Herzinsuffizienz:
Lanitop 0,2 (−0,4) mg i. v.

4.2 Vasovagale Synkope

Da es sich bei dieser Schockform infolge Vaguseinfluß (Weitstellung der Gefäße, Bradykardie) um eine *Verteilungsstörung,* nicht jedoch um eine echte Hypovolämie handelt, kommen als erweiterte Sofortmaßnahmen alternativ zwei Möglichkeiten in Frage:
1. Tonisierung des Gefäßsystems durch *Kreislaufmittel,* z. B. Akrinor oder Effortil, um durch die Tonisierung der Gefäße die Verteilungsstörung zu beseitigen.
2. Die Zufuhr von Infusionslösungen; auch damit ist die relative Hypovolämie auszugleichen.

4.3 Kardiogener Schock

Die bei einem kardiogenen Schock mögliche oder zusätzlich notwendige medikamentöse Therapie ist in der folgenden Tabelle zusammengestellt (Tabelle 7).

Tabelle 7. Kardiogener Schock – Medikamentöse Therapie (Nach Schuster)

1. Schmerzbekämpfung und Sedierung:
 a) Morphin 5–10 mg
 b) Valium 5–10 mg

2. Hypoxie:
 O_2-Insufflation 4–6 l/min

3. Bradykardie oder Bradyarrhythmie < 60/min:
 a) Atropin 0,5 mg i. v.
 b) Alupent 0,25–0,5 mg i. v.
 anschließend Infusion mit 10–20 µg/min
 (nicht bei frischem Infarkt)

4. Extrasystolie und Kammertachykardie:
 Lidocain 100 mg i. v.
 anschließend Infusion 1–5 mg/min

5. Absolute Tachyarrhythmie:
 Digoxin 0,25–0,50 mg i. v.

6. Relative Hypovolämie:
 a) Infusion eines Volumenersatzmittels
 b) Katecholamine bei Kontraindikation zur Volumensubstitution oder anhaltender Hypotonie
 Dopamin oder Dobutamin
 100 mg in 500 ml Infusionslösung (ca. 60 Tropfen/min)

7. Bei Stauungsinsuffizienz:
 a) Herzglykoside – Digoxin 0,25–0,50 mg i. v.
 b) Diuretika – Furosemid 40 mg i. v.
 c) Nitrate (Nitroglycerin 1–3 mg/min – Infusion)

Bei ventrikulärer Extrasystolie und Kammertachykardie wird Lidocain, bei Bradykardie Atropin oder Orciprenalin intravenös injiziert. Letzteres darf allerdings nicht beim akuten Myokardinfarkt verabreicht werden. Die Möglichkeit der Volumenzufuhr ist auch beim kardiogenen Schock mit einer langsamen Infusionsgeschwindigkeit und unter Beachtung der Symptome einer Stauungsinsuffizienz gegeben. Besteht vordergründig eine Stauungsinsuffizienz mit drohendem oder bereits vorhandenem Lungenödem, so ist die Gabe von Diuretika und Herzglykosiden angezeigt. Läßt sich eine bestehende Hypotonie durch die beschriebenen Maßnahmen nicht ausgleichen, so ist bereits im Rahmen der Erstbehandlung die Anwendung von Katecholaminen indiziert. Bei einer Stauungsinsuffizienz wirken Diuretika und Nitrate im Bereich der Kapazitätsgefäße tonusmindernd und führen zu einer Abnahme des Füllungsdruckes im Herzen. Umstritten ist die Empfehlung der sofortigen Anwendung hoher Dosen von Kortikosteroiden, empfohlen werden von den Befürwortern dieser Therapie 30 mg/kg Prednisolon oder ein Äquivalent dieser Prednisolondosis i. v. (Einzelheiten siehe Anhang: Notfallmedikamente).
Alle weiteren medikamentösen Maßnahmen müssen der Klinik vorbehalten bleiben.

4.4 Anaphylaktischer Schock

Die medikamentöse Notfalltherapie und eventuell zusätzlich notwendige Reanimationsmaßnahmen sind vom *Schweregrad* der anaphylaktoiden Reaktionen abhängig (Tabelle 8).
Tritt eine anaphylaktoide Reaktion unter einer Infusionstherapie auf, so ist die Infusion sofort zu stoppen. Die vorhandenen oder sich entwickelnden klinischen Symptome entscheiden über die Maßnahmen. Beim *Schweregrad I* können Antihistaminika verabreicht werden, in den meisten Fällen erübrigt sich eine medikamentöse Therapie. Beim *Schweregrad II* sind neben Antihistaminika Kortikosteroide, z. B. 100 mg Prednisolon, indiziert.
Eine Differenzierung in die *Schweregrade III und IV* ist in der Konsequenz für die medikamentöse Therapie nicht möglich. Die Reihenfolge der Medikation und die Dosierung sind in der Tabelle angegeben. Die Adrenalindosis wird in Abhängigkeit von der Wirkung und dem Zustand des Patienten im Abstand von 1–2 min wiederholt. Eine genaue Überprüfung der Blutdruckwerte, vor allem auch der Herzaktionen (Herzrhythmusstörung) ist erforderlich. Kortikosteroide, z. B. Prednisolon, werden in hoher Dosierung von mindestens 250–1000 mg i. v. verabreicht. Wegen der infolge einer Permeabilitätsstörung auftreten-

Tabelle 8. Notfalltherapie – Anaphylaktoide Reaktionen

Klinische Symptome und Schweregrad		Maßnahmen	
I Hautreaktionen	Infusion	Antihistaminika	
II Tachykardie RR-Abfall Nausea, Erbrechen	**STOP** ALARM!	Antihistaminika +	Kortikosteroide
III Schock	▽	Reanimation:	1. Adrenalin 0,05–0,1 mg i. v.
Bronchialspasmus Uterusspasmus		Lagerung Beatmung + Herzmassage	2. Kortikosteroide, z. B. Prednisolon, 250–1000 mg i. v.
IV Atem- und Kreislaufstillstand			3. Infusion, z. B. Albumin 5%

den Volumenverluste ist mit einem sofortigen Volumenersatz zu beginnen.
Bei einem *schweren Zwischenfall* wird die angegebene Reihenfolge
1. Adrenalin,
2. Kortikosteroide
deswegen empfohlen, weil nur mit dem Adrenalin eine Sofortwirkung erreichbar ist. Die an zweiter Stelle vorgeschlagenen Kortikosteroide benötigen, auch in der angegebenen hohen Dosierung, bis zum Wirkungseintritt eine Zeit von 5–15 min. Es gilt, diese Zeitspanne durch die Adrenalinwirkung zu überbrücken.
Unabhängig von der medikamentösen Therapie kommen natürlich alle notwendigen Reanimationsmaßnahmen und die dabei zusätzlich notwendige medikamentöse Therapie zur Anwendung.

4.5 Kreislaufstillstand

Als erweiterte lebensrettende Sofortmaßnahmen sind bei einem Kreislaufstillstand zu nennen:
a) Eine *Beatmung* mit einfachen Geräten über eine Maske oder nach einer Intubation sowie die gleichzeitige Erhöhung des Sauerstoffangebotes in der Beatmungsluft bis auf 100 Vol.%.
b) Die Anwendung von Medikamenten, die sich aus der Tabelle 9 ergeben.
Sowohl bei der Asystolie als auch beim Kammerflimmern empfiehlt sich die Kombination von Natriumbikarbonat mit einem Betasympa-

Tabelle 9. Kreislaufstillstand – Medikamentöse Therapie

1. Sympathikomimetika
   a) Alupent 0,5 mg, Wiederholung nach ca. 5 min
   b) Adrenalin
      1 ml = 1 mg verdünnt in 9 ml Glukose
      oder 0,9% NaCl
      davon 0,5 mg = 5 ml, Wiederholung nach ca. 5 min

2. Natriumbikarbonat 8,4%
   Blindpufferung: 1 mval/kg KG bis 100 mval
   Repetition: 0,5 mval/kg KG nach ca. 10 min

3. Atropin 0,5 mg

4. Kalziumchlorid 5 ml 10%

5. Lidocain 50–100 mg initial
   anschließend Infusion 1–3 mg/min

6. Volumenersatzmittel
   nach Bedarf

thikomimetikum. Die bei einem Kreislaufstillstand einzusetzenden Sympathikomimetika sind das *Orciprenalin* (Alupent) und das *Adrenalin*. In letzter Zeit wird dem Adrenalin wieder der Vorzug gegeben. Es erhöht durch eine positiv chronotrope und inotrope Wirkung die Frequenz und das Schlagvolumen des Herzens und verbessert insgesamt die myokardiale Situation. Wegen der immer vorhandenen metabolischen Azidose ist die ausreichende Zufuhr von *Natriumbikarbonat* als Voraussetzung für eine ausreichende Wirkung der Sympathikomimetika zu fordern.

Bei einem ausgeprägten kardiovaskulären Kollaps auf der Basis einer Bradykardie entsteht ebenfalls die Symptomatik eines Kreislaufstillstandes. In diesen Fällen kann durch eine Blockade des Vagotonus mit Hilfe von *Atropin* die Frequenz angehoben werden.

Zur Komplettierung der betasympathikomimetischen Therapie wird aufgrund seiner Wirkung am Herzen Kalzium herangezogen. *Kalzium* steigert die Kontraktionskraft, hebt die Ventrikelerregbarkeit, verlängert die Systolendauer und reduziert insgesamt die Herzfrequenz auf der Basis einer Verminderung der Sinusimpulsbildung. Es vermag außerdem die elektromechanische Entkoppelung zu beheben.

Da zwischen 60 und 80% aller Kreislaufstillstände jenseits des 30. Lebensjahres durch Kammerflimmern bedingt sind, bietet sich vielfach

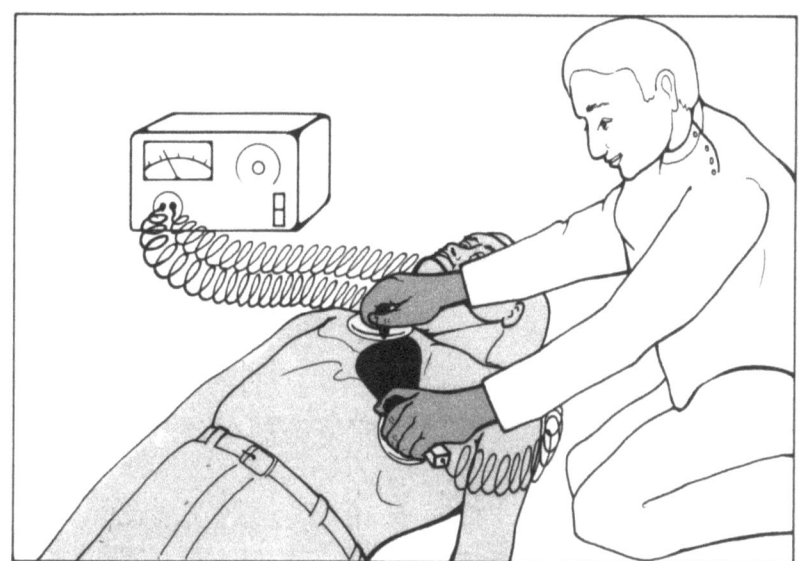

Abb. 72. Die Defibrillation

die Injektion eines „medikamentösen Defibrillators" an, auch wenn das Kammerflimmern elektrokardiographisch noch nicht gesichert ist. Daraus ergibt sich die Indikation für das *Lidocain*.
Volumenersatzmittel können in Abhängigkeit von der Ursache des Kreislaufstillstandes, insbesondere bei einem hypovolämisch ausgelösten Geschehen, indiziert sein und müssen nach Bedarf dosiert werden. Weitere Einzelheiten der medikamentösen Therapie und Dosierung sowie der Dosierung im Kindesalter ergeben sich aus dem Anhang: Notfallmedikamente.

4.6 Defibrillation

Als weitere ergänzende Maßnahme kann bereits am Orte des Geschehens eine Defibrillation erforderlich werden (Abb. 72).

Durchführung. Der Kondensator des Defibrillators wird bei einer externen Defibrillation auf Werte zwischen 50 bis 400 Wattsekunden (mittlerer Wert 200) aufgeladen. Die beiden Elektroden sind mit Elektrodenpaste zu bestreichen und ganzflächig mit mäßigem Druck

a) im Winkel zwischen oberer Brustbeinhälfte und rechtem Schlüsselbein,
b) im Bereich der Herzspitze

aufzusetzen. Die übrigen Helfer müssen die Wiederbelebungsmaßnahmen unterbrechen und alle Körper- und Metallkontakte mit dem Patienten vermeiden. Es erfolgt dann die Auslösung des Stromstoßes. Die Defibrillation muß gegebenenfalls mehrfach wiederholt werden.

VII. Störungen im Wasser-Elektrolyt-Haushalt

1. Ursachen

Der Wasser- und Elektrolythaushalt einschließlich der Nierenfunktion gehören neben Atmung und Herz-Kreislauf-System zu den vitalen Funktionen. Während Störungen im Bereich der Atmung und der Herz-Kreislauf-Funktion in den meisten Fällen akut einsetzen und eine Lebensbedrohung bewirken, entstehen Veränderungen im Wasser-Elektrolyt-Haushalt am häufigsten chronisch, meistens als Zweitkrankheit, z. B. bei einer Diarrhö. Unabhängig davon sind dann die im Wasser-Elektrolyt-Haushalt notwendigen Korrekturen für das Überleben von gleicher Bedeutung wie die Beatmung oder die Herzmassage. Wegen der chronischen Entstehung der meisten Störungen besteht die Möglichkeit einer Prophylaxe, wenn vorhandene Symptome frühzeitig genug erkannt oder Dysregulationen aufgrund der Anamnese vermutet werden. Die im Rahmen der Notfallmedizin wichtigsten Störungen des Wasser- und Elektrolythaushaltes können ursächlich wie folgt entstehen:

a) Als Folge einer *Bilanzstörung,* d. h. die Einfuhr entspricht nicht der Ausfuhr. Hierbei ist es gleichgültig, ob vermehrte Verluste im Rahmen einer Erkrankung auftreten (Schweißverluste, Erbrechen, Durchfälle) oder die Zufuhr eingeschränkt ist.

b) Als *Verteilungsstörung,* d. h. die intravenöse oder oral zugeführte Flüssigkeit entspricht in der Zusammensetzung nicht den Verlusten und damit dem Bedarf, z. B. wenn Getränke wie Tee oder elektrolytfreie Infusionslösungen insbesondere über mehrere Tage zugeführt werden und dadurch ein Salzdefizit hervorrufen.

c) Als *Regulationsstörungen,* die dann anzutreffen sind, wenn die an der Aufrechterhaltung der Homöostase beteiligten Organe, also die Niere, die Lunge, der Darm, die Haut oder auch endokrine Organe, durch eine Erkrankung primär betroffen sind.

In jedem Fall resultieren daraus zwei große Gruppen von Störungen, und zwar

a) Störungen des Natriumbestandes,
b) Störungen des Wasserbestandes.

Bei einem in der Zusammensetzung des extrazellulären Raumes entsprechendem gleichzeitigem *Verlust an Wasser und Natrium* sind ausschließlich der interstitielle und anteilmäßig der intravasale Raum betroffen (Tabelle 10).
Die folgende Zusammenstellung vermittelt die Symptomatik, die bei dieser Störung anzutreffen ist (Tabelle 11).

Tabelle 10. Natrium- und Wasserverluste

Ursachen

1. Gastrointestinale Verluste,
   z. B. Erbrechen
       Fisteln
       Magendrainage
       Diarrhö

2. Urinverluste
   Diuretika
   Osmotische Diurese (Diabetes)

3. Sequestrierung im „dritten Raum"
   Verbrennungen
   Ödeme
   Ileus

Tabelle 11. Natrium- und Wasserverluste

Symptomatik

Urinmenge	↓
Spezifisches Gewicht	↑
Blutdruck	↓
Hautturgor	↓
Serumnatrium	→

Verlustrate

2 l   = Tachykardie – orthostat. Kollaps
4 l   = Blutdruckabfall im Liegen
4–6 l = Ausgeprägte Schocksymptome

Das gegensätzliche Bild, *der Natrium- und Wasserüberschuß* mit einer ausgeprägten Vergrößerung des extrazellulären Raumes, wird nur bei einer gestörten Kreislauf- und/oder Nierenfunktion beobachtet. Die Diagnostik ist bei den Symptomen gedunsenes Gesicht, prall gefüllte Jugularvenen und pulmonale Stauung einfach.

Bei einem ausschließlichen *Mangel an Wasser* sind im Gegensatz zu der dargestellten Störung alle Flüssigkeitsräume in gleichem Umfange betroffen, d. h. der Wasserbestand ist in allen Flüssigkeitsräumen vermindert. Die Ursachen des Wassermangels sind in Tabelle 12 vermerkt.

Die bei einem ausschließlichen Wassermangel vorhandene *Symptomatik* ergibt sich aus der Aufstellung (Tabelle 13).

Das gegensätzliche Bild, der *Wasserüberschuß,* resultiert bei einer verminderten Wasserausscheidung, bei unverminderter Zufuhr oder bei falscher Auswahl der oral oder intravenös zugeführten Flüssigkeiten. Als Ursachen sind insbesondere primär renale Störungen, daneben

Tabelle 12. Wassermangel

Ursachen

1. Zufuhr unzureichend:
Bewußtlose, Schwerkranke, alte Patienten, Säuglinge und Kleinkinder
2. Verluste erhöht:
Fieber, Hyperventilation, osmotische Diurese, Diabetes insipidus, Diarrhö

Tabelle 13. Wassermangel

Symptomatik

Urinmenge	↓
Spezifisches Gewicht	↑
Hautturgor	↓
Serumnatrium	↑

Verlustrate

1–2 l	= Durst und Oligurie
3–5 l	= Durst und Oligurie – Hautturgor ↓ trockene Zunge
6–8 l	= Bewußtseinsstörung, Kreislaufsympt.

aber auch schwere Formen der Herz- und Leberinsuffizienz, vor allem aber eine falsch angesetzte Flüssigkeitstherapie zu nennen. Dieser Zustand wird auch als Wasserintoxikation bezeichnet.
Auf die auch vorkommenden isolierten Veränderungen einiger Elektrolyte, insbesondere des Kaliums, wird hier nicht eingegangen, da diese Störungen nur durch eine differenzierte klinische Diagnostik zu ermitteln sind.

2. Anzeichen von Störungen im Wasser-Elektrolyt-Haushalt

Die in der folgenden Tabelle dargestellten Fragen zur Anamnese und die klinische Symptomatik beantworten in den meisten Fällen schnell, wo die Störung einzuordnen ist: in die Hauptgruppen Mangel oder Überschuß sowie die Unterteilung in einen Natrium- und Wasser- oder einen ausschließlichen Wassermangel (Tabelle 14).

Tabelle 14. Diagnostik einer Störung für die Notfalltherapie

Anamnese

a) Nahrungs- und Flüssigkeitszufuhr?
b) Fieber, Schwitzen, Durst?
c) Durchfälle, Erbrechen?
d) Medikamente?

Klinische Symptome

a) Allgemeinzustand, Sensorium?
b) Hautturgor, Zunge, Bulbus?
c) Blutdruck, flache Jugularvenen?
d) Atmung, Lungenbefund?
e) Urinausscheidung?

3. Sofortmaßnahmen

Der Laienhelfer hat bei ausgeprägten Störungen im Wasser-Elektrolyt-Haushalt außer einer entsprechenden Lagerung, falls eine Schocksymptomatik vorhanden ist, keine Möglichkeit, diese Zustände zu beeinflussen.

4. Erweiterte Sofortmaßnahmen bei Störungen im Wasser-Elektrolyt-Haushalt

Die Empfehlungen für die erweiterten Sofortmaßnahmen lassen sich in zwei große Gruppen unterteilen:
a) Es besteht ein *Überschuß*. Hier erfolgt die symptomatische Therapie, die z. B. in einer Einleitung einer entwässernden Behandlung oder einer Verhinderung einer myokardialen Insuffizienz besteht.
b) Es besteht ein *Mangel an Wasser und Natrium* oder nur an *Wasser*. Gelingt aufgrund der anamnestischen und symptomatologischen Daten eine Differenzierung des Bedarfes, so erfolgt die Auswahl der zu substituierenden Lösungen nach folgenden *Grundregeln:*
– Bei kombinierten Wasser- und Elektrolytverlusten werden Infusionslösungen vom Typ des Ringer-Laktats (Vollelektrolytlösungen) eingesetzt,
– bei reinen oder vorwiegenden Wasserverlusten kommt eine 5%ige Kohlenhydratlösung, z. B. eine 5%ige Fruktoselösung ohne Elektrolytanteil, zur Anwendung.

Ist eine Differenzierung nicht möglich, ein Mangel jedoch nachweisbar oder wahrscheinlich, so ist für die Erstversorgung, insbesondere bei bereits bestehender Kreislaufsymptomatik, der Ringer-Laktat-Lösung der Vorzug zu geben. Da Kreislaufsymptome erst nach hohen Verlustraten eintreten, müssen bei diesen Patienten innerhalb von 15–20 min jeweils 1000 ml der genannten Lösungen zugeführt werden. Eine vor dem Transport in die Klinik begonnene Infusionstherapie wird selbstverständlich während des Transportes mit einer Tropfzahl von etwa 60–120/min fortgesetzt.

VIII. Störungen des zentralen Nervensystems

1. Ursachen und Anzeichen bei Störungen des zentralen Nervensystems

Akute Störungen des zentralen Nervensystems erscheinen notfallmedizinisch unter drei Kardinalsymptomen:
1. Bewußtseinsstörung,
2. Krämpfe,
3. neurologische Herdsymptome.

Bewußtseinsstörungen werden eingeteilt in:
Somnolenz, auf Befragen erfolgen verlangsamte, ungenaue Antworten.
Sopor, schlafähnliche Zustände, aus denen der Patient erweckt werden kann, einfache Aufforderungen werden befolgt.
Koma, in dem jede spontane Aktivität fehlt.
Für die Sofortdiagnostik ist nur von Wichtigkeit, daß die Bewußtseinsstörung progredient sein kann und aus dem Symptom Bewußtseinsstörung die notwendigen Sofortmaßnahmen, die zur Erhaltung der vitalen Funktionen dienen, abzuleiten sind.
Bei den *Krämpfen* ist notfallmedizinisch der als tonisch-klonischer Krampf ablaufende typische Anfall bei einer *Epilepsie* von Interesse: plötzliche Bewußtlosigkeit, vorübergehende Apnoe, generalisierter tonischer Krampf mit weiten lichtstarren Pupillen, nach 10–15 s gefolgt von klonischen Zuckungen. Fakultativ sind Zusatzsymptome wie Zungenbiß, Einnässen und Speichelfluß vorhanden. Nach 1–2 min mündet der Anfall in eine Erschöpfungsphase, die Minuten bis Stunden andauern kann.
Neurologische Herdsymptome müssen im außerklinischen Bereich nicht differenziert werden. Bei dem Verdacht auf ein *Hirnödem* kommt nur eine symptomatische Notfalltherapie in Frage, falls eine Beeinflussung vitaler Funktionen, wie der Atmung, festzustellen ist.
Eine Differenzierung ist jedoch, da in einem Teil der Fälle nicht nur symptomatische Sofortmaßnahmen angezeigt sind, bei der Bewußtlosigkeit notwendig.

Es sind drei *Komaformen,* das zerebrale Koma, das Stoffwechselkoma und das exogen-toxische Koma, voneinander zu unterscheiden. Der Feststellung eines Komas muß die Differenzierung nach Komaursachen folgen (Nach Schuster) (Tabelle 15).
Als erstes ist abzuklären, ob sich der Patient in einem *hypoxischen Zustand* befindet, der den Bewußtseinsverlust erklärt. Die dargestellten Leitsymptome, insbesondere der Nachweis einer Störung der Atemtätigkeit oder einer kardiozirkulatorischen Insuffizienz, vermitteln Anhaltspunkte. Allerdings können im tiefen Koma natürlich sekundär bereits Atmung und Kreislauf als Folge einer zentralen Regulationsstörung versagen. Bei jeder Hypoxie ist aber die Sofortmaßnahme Beatmung in jedem Falle richtig (Tabelle 16).
Im zweiten Schritt wird das *Koma traumatischer Genese* von den Komata *nichttraumatischer Genese* abgetrennt. Leitsymptom für die Erstorientierung sind Zeichen einer Schädel-Hirn-Verletzung, in unklaren Fällen ist nach Hinweisen auf einen Unfall zu suchen. Wichtig ist die Tatsache, daß bei Patienten mit Zeichen einer Alkoholintoxikation stets auch an eine traumatische Hirnschädigung gedacht werden muß. Ist ein traumatisches Koma auszuschließen, erfolgt die Differenzierung

Tabelle 15. Sofortdiagnose – Koma. Differenzierung – 1. Schritt

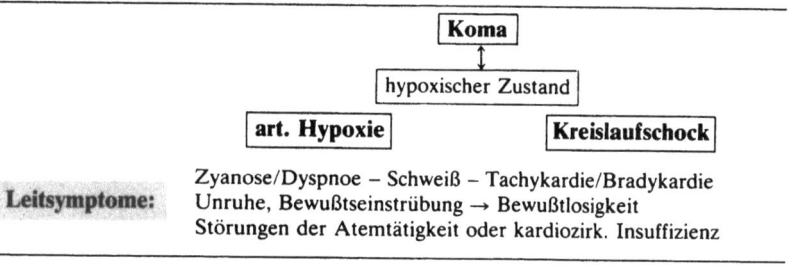

Leitsymptome: Zyanose/Dyspnoe – Schweiß – Tachykardie/Bradykardie
Unruhe, Bewußtseinstrübung → Bewußtlosigkeit
Störungen der Atemtätigkeit oder kardiozirk. Insuffizienz

Tabelle 16. Sofortdiagnose – Koma. Differenzierung – 2. Schritt

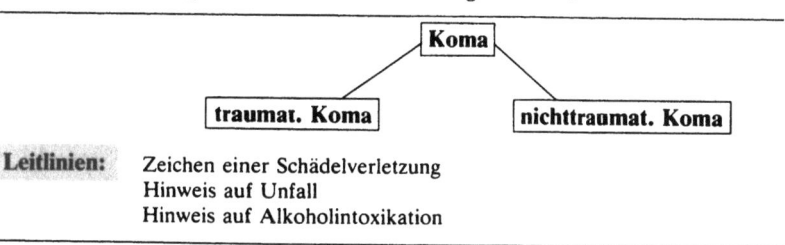

Leitlinien: Zeichen einer Schädelverletzung
Hinweis auf Unfall
Hinweis auf Alkoholintoxikation

der Komata nichttraumatischer Genese in die Gruppen zerebrales oder toxisch bedingtes Koma (Tabelle 17). Hinweise auf ein primär *zerebrales Koma* sind neurologische Herdzeichen (Motorik und Pupillenstand), auch Zeichen des Meningismus weisen auf zerebrale Komaursachen. Eine weitergehende Differenzierung des zerebralen Komas ist im Rahmen der Notfallmedizin nicht erforderlich. Hierfür werden klinische und Laborzusatzbefunde benötigt.

Ist nach den dargestellten Untersuchungsschritten ein primär zerebral bedingtes Koma unwahrscheinlich, so erfolgt die weitere Differenzierung der *toxischen Komaformen*. Zunächst ist die *exogene Intoxikation* abzutrennen. Die sofortdiagnostischen Zeichen zur Erkennung einer Vergiftung ergeben sich aus der Inspektion der Umgebung des Patienten, der Befragung von Umgebungspersonen sowie der Beachtung typischer Vergiftungszeichen (Tabelle 18).

Tabelle 17. Sofortdiagnose – Koma. Differenzierung – 3. Schritt

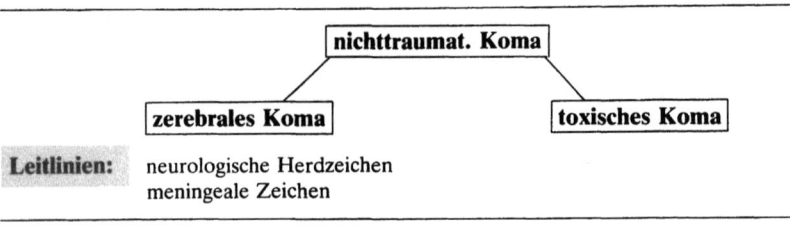

Tabelle 18. Sofortdiagnose – Koma. Differenzierung – 4. Schritt

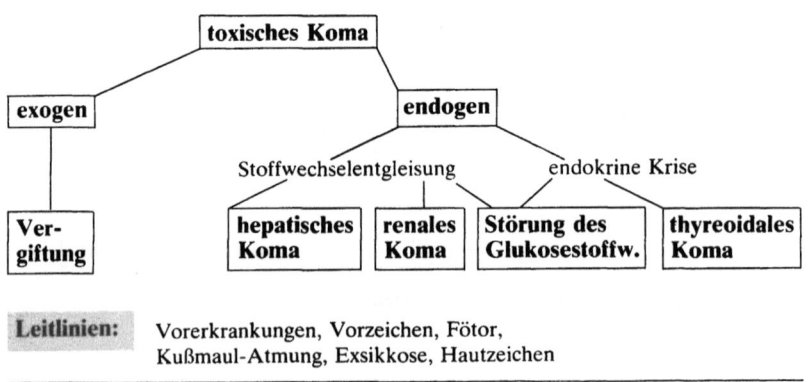

Bei der Differenzierung der *Stoffwechselkomata* ist anamnestisch auf die Entwicklung des Komas und vorangegangener Symptome und Erkrankungen zu achten. Klinische Befunde, wie Fötor, Kußmaulsche Atmung oder Exsikkose und Hautzeichen, sind als Leitlinien für die Orientierung wesentlich. Grundsätzlich sind noch folgende Erfahrungen verwertbar. Die akut exogenen Intoxikationen haben, sieht man von den traumatischen Komaformen ab, heute den höchsten Anteil an den Komaursachen. Es folgen die Stoffwechselkomata, hier ganz vorwiegend das diabetische Koma; die endokrinen Komata sind äußerst selten.

2. Sofortmaßnahmen und erweiterte Sofortmaßnahmen bei Störungen des zentralen Nervensystems

Für den *Laienhelfer* kommen bei allen Komaformen nur die bereits dargestellten Sofortmaßnahmen mit dem Ziele zur Anwendung, durch Lagerung (z. B. bei Bewußtlosigkeit) und Maßnahmen zur Normalisierung der Atemfunktion einer Verschlimmerung des Zustandes vorzubeugen.

Bei den *erweiterten Sofortmaßnahmen* kommen ebenfalls alle bisher dargestellten zusätzlichen Maßnahmen und eine medikamentöse Therapie zur Anwendung, die geeignet sind, die nachgewiesenen Störungen vitaler Funktionen zu beseitigen oder zumindest einer weiteren Verschlimmerung vorzubeugen.

Im folgenden werden Besonderheiten einiger Komaformen in Stichworten abgehandelt, bei denen sich zusätzlich zu den Basismaßnahmen weitere Ansatzpunkte für eine Soforttherapie ergeben.

a) Schädel-Hirn-Trauma

Zur Prophylaxe eines Hirnödems hat sich die sofortige Injektion von Kortikosteroiden (Dexamethason – siehe Anhang: Notfallmedikamente) bewährt.

b) Diabetisches Koma

Aus der Anamnese und dem an jedem Krankenbett möglichen Einsatz von Teststäbchen läßt sich die Situation relativ sicher analysieren.

Die *Soforttherapie* besteht bei einem Verdacht auf ein diabetisches Koma in der sofortigen Flüssigkeitssubstitution von 500–1000 ml einer Vollelektrolytlösung, die Infusion ist auf dem Transport in die Klinik fortzusetzen. Nur bei einer gesicherten Diagnose können beim Erwachsenen 20 Einheiten Altinsulin intravenös und eventuell zusätzlich

in die Infusion gegeben werden. In jedem Falle aber ist die *Infusionstherapie wichtiger als die Insulininjektion* (Mehnert).
Bei einem *hypoglykämischen Koma* ist die sofortige Injektion von 40–60 ml einer 20- bis 40%igen Glukoselösung indiziert.

IX. Vergiftungen

Unabhängig von der Art und Ursache einer exogenen Intoxikation verfolgt die Soforttherapie das Ziel, lebensbedrohliche vitale Funktionsstörungen zu beheben, zumindest einer Verschlimmerung vorzubeugen, sekundäre Komplikationen zu verhüten und Organschäden als Folge der Gifteinwirkung soweit wie möglich einzuschränken. Die Notfalltherapie vergifteter Patienten am Orte des Geschehens und während des Transportes umfaßt, abgesehen von spezifischen, für Einzelfälle geltenden Maßnahmen, die allgemeinen Sofortmaßnahmen.
Bei Vergiftungen im Erwachsenenalter ist vorrangig die Altersstufe zwischen 20 und 35 Jahren betroffen. Hieraus ist ein erster wichtiger Hinweis abzuleiten. Findet man am Orte des Geschehens einen komatösen Patienten dieser Altersstufe und ist ein Schädel-Hirn-Trauma auszuschließen, so liegt mit höchster Wahrscheinlichkeit eine Vergiftung vor. Von Wichtigkeit ist bei allen Vergiftungsfällen oder schon dem Verdacht auf eine Intoxikation die Inspektion der Umgebung des Erkrankten. Arzneimittelpackungen, Flaschen, Gläser und alle suspekten Materialien müssen für die toxikologische Analyse asserviert werden. Falls möglich, erfolgt die Befragung des Patienten oder von Umgebungspersonen nach dem bekannten sechs W-Befragungsschema: Wer, Was, Wann, Wie, Wieviel, Warum?

Tabelle 19. Vergiftungen – Schlafmittelintoxikation

Symptome

Bewußtseinsstörung
Koma
Erbrechen
Aspiration
Atemdepression
Schock
Hautveränderungen
Hypothermie

Im folgenden sind in Form von Tabellen die *Symptome* und *Sofortmaßnahmen* für die *wichtigsten Vergiftungsarten* angegeben, die eine Information vermitteln sollen (Tabellen 19–28).

Tabelle 20. Vergiftungen – Schlafmittelintoxikation

Sofortmaßnahmen

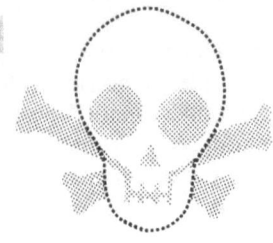

Atmung:	Lagerung Freimachen, Freihalten der Atemwege Atemspende, Intubation
Schock:	Infusion
Dekontamination:	Provoziertes Erbrechen Magenspülung Kohle Abführen

Tabelle 21. Vergiftungen – Alkylphosphatintoxikation

Symptome

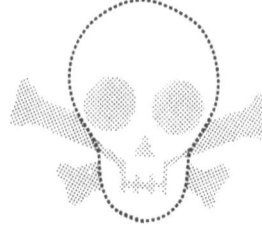

Speichelfluß
Bronchialspasmus
Muskelzuckung ⎫ Atemnot
Muskellähmung ⎬ Ateminsuffizienz
Bewußtlosigkeit ⎭ Atemlähmung
Koma

Tabelle 22. Vergiftungen – Alkylphosphatintoxikation

Sofortmaßnahmen

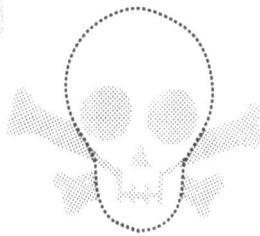

Antidota:	Atropin i. v.
	Toxogonin i. m.
Atmung:	Absaugen
	Beatmen (Intubation)
Dekontamination:	Hautreinigung
	Provoziertes Erbrechen
	Magenspülung

Tabelle 23. Vergiftungen – Reizgase

Symptome

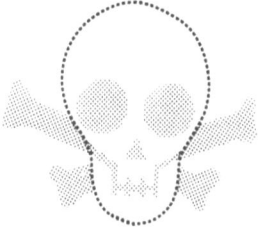

1. *Reizstadium:*
   Reizhusten
   Retrosternalschmerz
   Atemnot
   Kopfschmerzen, Schwindel
   Übelkeit, Erbrechen

2. *Toxische Pneumopathie:*
   Atemnot ⎫
   Zyanose ⎬ Lungenödem
   Tachykardie ⎭ ⇌
   Schaumiges Sputum   Pneumonitis

Tabelle 24. Vergiftungen – Reizgase

Sofortmaßnahmen

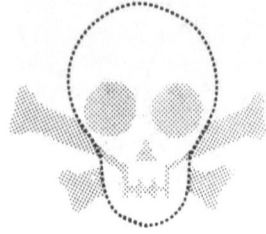

Dekontamination:	Retten
Lungenödemprophylaxe:	Ruhigstellung Sedativa Antitussiva Prednisolon i. v. Kalziumglukonat i. v. Aerosolinhal. 2% NaHCO$_3$
Lungenödemtherapie:	Diuretika (Lasix 40 mg i. v.) Unblutiger Aderlaß Überdruckbeatmung Sekretabsaugung Intubation Sauerstoff

Tabelle 25. Vergiftungen – CO-Intoxikation

Symptome

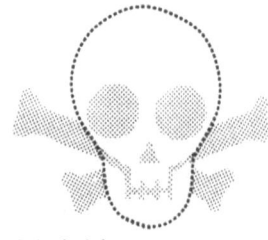

Kopfschmerzen, Schwindel
Übelkeit, Erbrechen
Bewußtseinsstörung, Koma
Hyperreflexie
Tonisch-klonische Krämpfe
Blasse Zyanose ⎫
Tachykardie   ⎬ Kreislaufschock
Hypotension ⎭

Tabelle 26. Vergiftungen – CO-Intoxikation

Sofortmaßnahmen

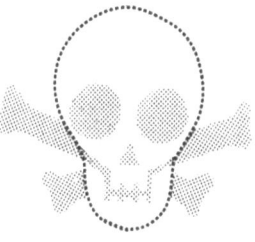

Dekontamination:	Retten (Rettungsgerät!)
Elimination und Hypoxiebehandlung:	Atemwege freimachen Beatmung (Hyperventilation) unter O_2-Zugabe Natriumbikarbonat i. v.

Tabelle 27. Vergiftungen – Blausäureintoxikation

Symptome

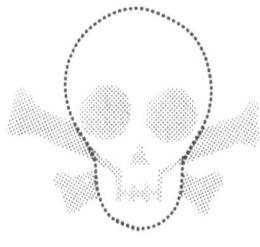

Schleimhautreizung
Kopfschmerzen, Schwindel, Erbrechen
Quälende Atemnot ⎫ anfänglich
Tachykardie   ⎭ ohne Zyanose
Bewußtlosigkeit
Zerebrale Krämpfe
(Geruch nach bitteren Mandeln
in Ausatemluft, Erbrochenem)

Tabelle 28. Vergiftungen – Blausäureintoxikation

Sofortmaßnahmen

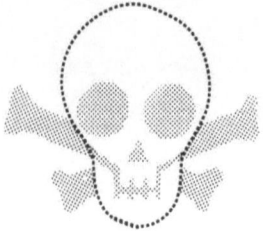

Dekontamination:	Retten
	Provoziertes Erbrechen
	Magenspülung
Antidota:	Amylnitrit p. inhal.
	DMAP i. v.
	Natriumthiosulfat i. v.
	Cobalt-EDTA
	(Kelocyanor) i. v.

Abgesehen von einigen auch hier dargestellten spezifischen Vergiftungsarten wird es im Rahmen der Erstversorgung häufig nicht möglich sein, die Ursache der Vergiftung genau zu analysieren. In den meisten Fällen ist dies jedoch auch nicht notwendig, insbesondere dann, wenn ohnehin nur die üblichen Sofortmaßnahmen oder erweiterten Sofortmaßnahmen zur Anwendung kommen können. Wichtig ist die genaue Analyse jedoch dann, wenn es um die Anwendung von *Antidoten* geht. Eine Indikation für die Antidotanwendung ist nur dann vorhanden, wenn mit Sicherheit die Vergiftungsursache bekannt ist. Jedes zeitraubende Bemühen um die Identifizierung der speziellen Vergiftungsart gefährdet den Patienten und gibt nur selten zusätzliche Aufschlüsse. Entgiftungsmethoden sind in die *Dekontamination,* die *Neutralisation,* die *Elimination* und die *Antidottherapie* zu unterteilen. Vor der Klinik sind vordergründig bei den meisten Intoxikationen die Dekontamination und die Neutralisation von Bedeutung, da sie die Giftresorption verringern. Unter Dekontamination verstehen wir die Unterbrechung des Kontaktes zwischen Patient und Gift, mit dem Ziel, eine weitere Giftresorption zu verhüten. Die Einzelmaßnahmen hängen vom Vergiftungsweg ab. Liegt eine Giftaufnahme durch Inhalation vor, so wird das Retten aus der giftigen Atmosphäre im Vordergrund stehen. Bei transkutaner Giftaufnahme ist eine ausgiebige Hautreinigung mit Wasser notwendig, wobei auf den Schutz der eigenen Haut (Gummihand-

Tabelle 29. Entgiftung

Provoziertes Erbrechen

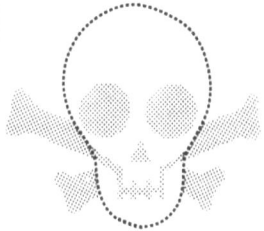

Methode	Dosierung	Anwendung
Hypertone NaCl-Lösung	2 Eßlöffel NaCl 1 Glas lauwarmes Wasser Wirkung nach 10 min	Erwachsene und Kinder ab 8 Jahren, eventuell zusätzliche Reizung der Rachenwand
Apomorphin i. m.	0,1 mg/kg Prämedikation 10 mg Novadral Wirkung nach 5 min	Erwachsene, falls NaCl versagt oder Kooperation nicht durchführbar *Cave:* Kreislauf, Atmung
Ipecacuanha-Sirup peroral	unter 1½ Jahren 10 ml 1½–4 Jahre 15 ml über 4 Jahre 20 ml anschließend 100–200 ml Wasser Wirkung nach 20 min	Kinder

schuhe) zu achten ist. Bei einer peroralen Intoxikation stellt die *Magenentleerung* die entscheidende Maßnahme dar, dafür stehen die verschiedenen Möglichkeiten zur Verfügung, die zum *provozierten Erbrechen* führen. Die *Magenspülung* kommt in der Regel nur als klinische Maßnahme zur Anwendung (Tabelle 29).
Als *Kontraindikationen* für das provozierte Erbrechen sind zu nennen:
1. die *Bewußtlosigkeit* oder eine starke Bewußtseinstrübung wegen der Gefahr der Aspiration,
2. die *Ingestion ätzender Substanzen* wegen der Gefahr zusätzlicher Schädigungen des Ösophagus und des Kehlkopfes bei einer Regurgitation,
3. die *Ingestion schaumbildender Substanzen* wegen der Gefahr schwerer respiratorischer Störungen bei Eindringen von Schaum in die Lungen.
Unter *Neutralisation* wird die Umwandlung von Giften in schwer resorbierbare oder weniger toxische Formen vor der Giftresorption verstan-

Tabelle 30. Vergiftungen – Notfalltherapie. Gegenmittel

1.	**Allgemeine Maßnahmen**		
	a) Provoz. Erbrechen	– Hypertone NaCl-Lösung – Apomorphin-Novadral – Ipecacuanha-Sirup	2 Eßlöffel/1 Glas Wasser p. o. *Misch*spritze je 10 mg i. m. unter 1½ Jahren 10 ml 1½–4 Jahre 15 ml über 4 Jahre 20 ml anschließend reichlich Wasser oder Saft
	b) Adsorption	Aktivkohle	30 g – ca. 1 Handvoll Kohlekompretten
	c) Provoz. Diarrhö	– Sorbit-Lösung 40% – Natriumsulfat (Glaubersalz)	250 ml p. o. Erwachsene 30 g, Kinder 15 g in Wasser gelöst trinken oder über Magenschlauch
	d) Forcierte Diurese	Lasix bei Flüssigkeits- und Elektrolytersatz	Anfangsdosis 40 mg i. v., nach Wirkung wiederholen
	e) Volumenmangelschock	– Elektrolytlösung (Typ Ringer-Laktat) – Kolloid. Volumenersatzmittel	Dosierung bei Schocksymptomatik: Schnellinfusion 1000 ml (innerhalb 20 min, dann nach Kreislaufsymptomatik)

2.	**Blausäure
	Schwefelwasserstoff**
		a) DMAP
		   (4-Dimethylaminophenol)
		b) Natriumthiosulfat
		c) Kobalt EDTA
		   (Kelocyanor)
			250 mg i. v. (i. m.)
			
			50–100 ml 10%ig i. v.
			300–600 mg i. v.

3.	**Cholinesterasehemmer** (Alkylphosphatvergiftungen)	a) Atropin b) Toxogonin	initial 2–10 (!) mg i. v. 250–500 mg i. v.
4.	**Lösungsmittel**	Paraffinöl	200 ml p. o.
5.	**Methanolvergiftung**	a) Äthanol b) Folsan	10 ml 40- bis 50%igen Äthylalkohol (= Cognac, Rum etc.) 15 mg i. m. (zweistündlich)
6.	**Opiate** (Morphin, Pethidin, Fentanyl etc.)	Narcanti (Naloxon)	initial: 0,1(–0,4) mg i. v., i. m. (Vorsicht bei Opioid-Abusus)

Tabelle 30. Vergiftungen – Notfalltherapie. Gegenmittel

7. Reizgase	Lungenödemprophylaxe:	
	Valium	10–20 mg i. v.
	Prednisolon	250–1000 mg i. v.
	Auxiloson-Dosier-Aerosol (Dexamethason-Spray)	einige Hübe
8. Säurenverätzungen	Phosphalugel Gelusil-Lac	2–4 Beutel in Wasser
9. Tenside (Wasch- und Spülmittel)	Sab Simplex Lefax	1 Eßlöffel p. o.

den. Außerhalb der Klinik sind durchführbar: Bei der Ingestion ätzender Substanzen oder Laugen Zufuhr reichlicher Mengen Flüssigkeit; eine früher immer wieder empfohlene spezifische Neutralisation führt zu unnötigen Zeitverlusten. Nach der Einnahme schaumbildender Substanzen müssen zunächst Entschäumer, wie z. B. das Sab simplex, gegeben werden. Nach der Einnahme öliger Substanzen und Substanzen der Gruppe organischer Lösungsmittel ist Paraffinöl zuzuführen.

Die wichtigsten im Rahmen der Notfalltherapie zu verwendenden *Gegenmittel* sind in Tabelle 30 zusammengestellt.

X. Spezielle in der Notfallmedizin wichtige Krankheitsbilder

Ohne Anspruch auf Vollständigkeit sollen im folgenden in kurzgefaßter Form noch einige spezielle Krankheitsbilder abgehandelt werden, die, wiederum abgesehen von den Basismaßnahmen, eine spezifische Notfalltherapie erfordern.

1. Hitzeschäden

Die thermische Homöostase wird im Organismus durch ein Gleichgewicht zwischen Wärmebelastung und Wärmeabgabe aufrechterhalten. Die Wärmebelastung resultiert dabei aus der Umweltwärme und der jeweiligen metabolischen Wärmeproduktion. Die Wärmeabgabe kann durch Strahlung, Konduktion, Konvektion und die Perspiratio insensibilis erfolgen. Wichtige Hitzeschäden sind:

a) Die Hitzeerschöpfung. Die Hitzeerschöpfung ist als Syndrom zu kennzeichnen, das nach Hitzeexposition auftritt. Im Vordergrund steht der *Flüssigkeitsmangel* im extrazellulären Raum mit einer daraus resultierenden *Kreislaufsymptomatik*. Die Diagnose ergibt sich aus der Anamnese, den klimatischen Bedingungen und den in Tabelle 31 angegebenen Symptomen.
Die *Sofortmaßnahmen* sind in der Tabelle 32 zusammengefaßt.

Tabelle 31. Hitzeerschöpfung – Symptomatik

Abgeschlagen – Benommen – Bewußtlos		
Puls	über 100/min	
RR	unter 100/min	Schocksymptome
Haut	**blaß**, kalt, Schweiß	
Temperatur	**Normbereich** oder leicht erhöht	

Tabelle 32. Hitzeerschöpfung

Sofortmaßnahmen

Flachlagerung – kühler Raum
Elektrolytlimonade (1 Teelöffel NaCl/1 l)

Arzt

Schocktherapie i. v. Infusion
1000–1500 ml normotone Elektrolytlösung

b) Der Hitzschlag. Es handelt sich um die schwerste Störung der Wärmeregulation, die bei einem meist längeren Einfluß hoher Temperaturen, intensiver Sonnenbestrahlung und geringer Luftbewegung als Folge einer unzureichenden Wärmeabgabe eintritt.
Die *Symptomatik* ergibt sich aus Tabelle 33.

Tabelle 33. Hitzschlag – Symptomatik

Kopfschmerz – Schwindel – Übelkeit

Bewußtseinstrübung → Bewußtlosigkeit

Atmung	stark beschleunigt
Puls	über 140/min
RR	anfangs erhöht – große Amplitude
	später **Schock**symptome
Temperatur	**über 40 °C –**
Haut	anfangs rot – trocken – heiß
	später grau – zyanotisch

Neben einer *Temperaturerhöhung* über 40 °C steht die *Kreislaufsymptomatik,* die meistens bereits in ein Schocksyndrom einmündet, im Vordergrund. In der Tabelle sind die wichtigsten Maßnahmen der *Soforttherapie* dargestellt (Tabelle 34).

c) Hitzekrämpfe. Dieses Krankheitsbild resultiert, falls schwere Arbeit bei hoher Umgebungstemperatur zu leisten ist und starke Schweißverluste ein *Defizit an Kochsalz* bewirken. Bei einem Defizit von 2–4 l

Tabelle 34. Hitzschlag

Sofortmaßnahmen

Kühle Umgebung – Flachlagerung, Kopf erhöht
Kaltwasserbad, kalte Umschläge
Hautmassage, evtl. mit Eisstücken
Kontinuierliche Kontrolle: RR, Puls, rekt. Temperatur
Abkühlung auf 38,5 °C anstreben
Vorsicht: Temperaturanstieg während Transport!

Arzt

Schocktherapie i. v. Infusion: Hypotone Elektrolytlösung
O_2-Inhalation → Beatmung

Kontraindiziert: Opiate, Adrenalin, Sedativa

---

extrazellulärer Flüssigkeit entstehen starke Muskelzuckungen und Muskelkrämpfe. Als *Sofortmaßnahme* kommt im frühen Stadium die orale Zufuhr einer Salzlösung in Frage, im fortgeschrittenen Stadium ist eine intravenöse Zufuhr einer isotonen NaCl-Lösung in einer Dosierung von ca. 2 l erforderlich.

d) Sonnenstich. Eine direkte Sonnenbestrahlung führt zu meningealen Reizerscheinungen. Insbesondere Kleinkinder, aber auch Menschen mit spärlichem oder fehlendem Haarwuchs sind gefährdet. Die äußeren Umstände und die Symptome des hochroten heißen Kopfes bei einer kühlen Körperhaut, Unruhe, Schwindel, Übelkeit und Nackensteifigkeit weisen auf die Diagnose. Als Sofortmaßnahme ist die erhöhte Lagerung des Kopfes und das Einhüllen des Kopfes in kalte, feuchte Tücher zu empfehlen. In schweren Fällen können Anzeichen eines erhöhten Hirndruckes auftreten.

e) Hitzeohnmacht. Dieses Krankheitsbild tritt nach längerem Stehen und gleichzeitiger Hitzeeinwirkung ein. Sie ist als besondere Form der Ohnmacht anzusehen. Es entsteht eine Dilatation in der Gefäßperipherie mit Folgen der Verteilungsstörung und unzureichender zerebraler Durchblutung. Die Symptomatik entspricht der einer Ohnmacht. Die *Sofortmaßnahmen* bestehen in einer Flachlagerung in kühler Umgebung. Nur in seltenen Fällen ist eine medikamentöse Therapie mit vasokonstriktorischen Medikamenten (z. B. Akrinor) erforderlich.

2. Kälteschäden

Kälteschäden resultieren ebenfalls aus einer Störung des Gleichgewichtes zwischen Wärmeproduktion und -abgabe. Bei der generellen Unterkühlung sind drei Phasen mit der nachfolgend aufgeführten *Symptomatik* zu unterscheiden:
1. Phase – Rektaltemperatur bis 34 °C: psychische Erregung, Muskelzittern, Vasokonstriktion, Schmerzgefühl an den Akren.
2. Phase – Abfall der Rektaltemperatur auf 34–27 °C: Versagen der körpereigenen Regulationsmechanismen, Bewußtlosigkeit, Muskelstarre, Bradykardie, oberflächliche Atmung.
3. Phase – Rektaltemperatur unter 27 °C: Alle Lebenszeichen sind erloschen, es besteht das Bild des „Scheintodes". Die Diagnose ergibt sich aus den äußeren Umständen.

Bei diesen Patienten kommt nur eine symptomatische Sofortbehandlung in Frage. Aktive und passive Bewegungen sind zu vermeiden, und einem weiteren Wärmeverlust ist vorzubeugen. Die notwendige Wiedererwärmung ist nur unter klinischen Bedingungen möglich.

3. Verbrennungen

Thermische Schädigungen der Haut und des Gewebes werden durch Flammen, heiße Flüssigkeiten, flüssiges Metall, heiße Dämpfe und Einwirkung elektrischen Stroms, mit der Sonderform des Blitzschlages, verursacht. Gleichartige Gewebeschäden können jedoch durch Chemikalien, insbesondere Laugen und Säuren, hervorgerufen werden.

Das *Ausmaß der Schädigung* ist von der Einwirkungsdauer, der Temperatur und der Art der Wärmequelle abhängig. Für die Beurteilung der Schwere einer Verbrennung sind
a) der *prozentuale Anteil* der betroffenen Körperoberfläche,
b) die *Tiefe* des Verbrennungsschadens
von entscheidender Bedeutung. Die örtliche Schädigung der Haut führt bei ausgedehnten Verbrennungen zu komplexen Regulations- und Funktionsstörungen, die alle Organe und Organsysteme betreffen und die durch den *Verbrennungsschock* ausgelöst werden.

Die Ausdehnung einer Verbrennung wird nach der *Neunerregel* bestimmt. Die prozentualen Anteile der einzelnen Körperregionen ergeben sich aus der Abb. 73.

Liegt bei Kleinkindern eine Verbrennungsfläche mit einem Gesamtausmaß von 8–10%, bei Erwachsenen von 15% der Körperoberfläche

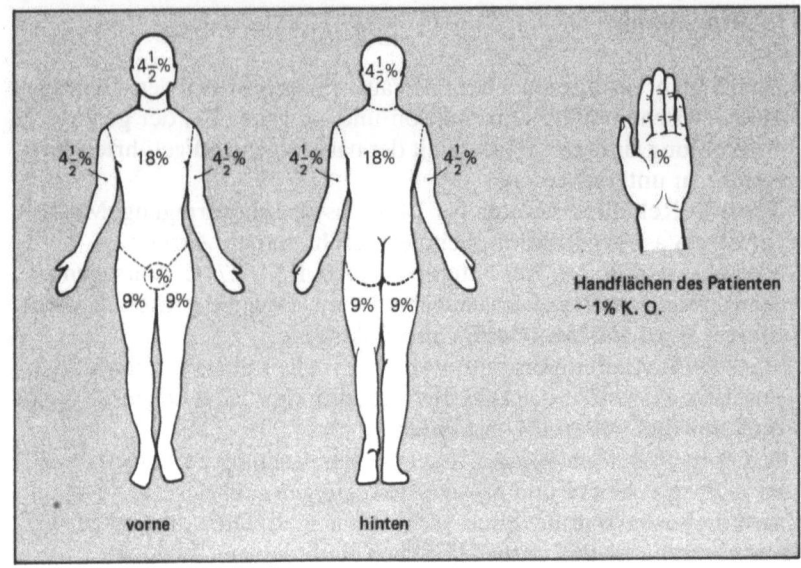

Abb. 73. Verbrennungen: Neunerregel

vor, so ist grundsätzlich mit der Entstehung eines Verbrennungsschocks zu rechnen.

Eine spezielle Beachtung verdient eine Form der oberflächlichen Verbrennung, der *Sonnenbrand*. Nach einer Latenzzeit von 1–24 h kommt es in Abhängigkeit vom Schweregrad zu einer sich ausweitenden *Symptomatik,* die beim Erythem beginnt und von einem Ödem, Schmerzen, Fieber gefolgt wird und schließlich in einen echten Schock einmündet. Während in leichten Fällen und einer Verbrennungsfläche von nicht mehr als 20% Kaltwasseranwendungen oder die Applikation einer Kortikosteroidzubereitung (Spray, Lotion) im allgemeinen ausreichen, ist in schweren Fällen, wegen des entstehenden Schocks, eine Infusionstherapie, eventuell die klinische Einweisung notwendig. Wichtig ist der Hinweis auf die lange *Latenzzeit* bis zur Ausbildung des vollen Krankheitsbildes, d. h. bei der ersten Beurteilung ist häufig noch nicht der Gesamtumfang der Schädigung zu erkennen.

Für die *Erstversorgung* jeder anderen *Verbrennung* gelten folgende Regeln:

a) Bestehende Kleiderbrände müssen durch Wasser, Einwickeln der Betroffenen in Decken oder Rollen der Verletzten am Boden gelöscht werden. Die Kleidung über Brandwunden sollte immer entfernt werden, sofern sie nicht anklebt. Das gleiche gilt bei Verätzungen durch Chemikalien. Hier ist in jedem Falle die sofortige Spülung der geschädigten Hautflächen mit reichlichen Mengen Leitungswasser notwendig.

b) Bei allen umschriebenen Verbrennungen, insbesondere an den Extremitäten, wird der betroffene Körperanteil sofort in *kaltes Leitungswasser* getaucht oder unter fließendes kaltes Wasser gehalten, und zwar solange, bis eine deutliche Schmerzlinderung nach ca. 10–20 min eintritt.

Anschließend an die Kaltwasseranwendung, oder falls sie wegen der Ausdehnung der Verbrennung nicht möglich ist, erfolgt die *keimfreie Abdeckung* der Brandwunden mit Brandwundenverbandpäckchen oder Brandwundentüchern. Eine örtliche Wundbehandlung ist im Rahmen der Soforttherapie zu unterlassen. Der Verbrennungsverletzte ist so zu transportieren, daß die Normaltemperatur erhalten bleibt. Unterkühlungen und Überwärmungen sind zu vermeiden.

Bei bewußtseinsklaren Verletzten, die nicht über Übelkeit oder Erbrechen klagen, kann auf *oralem Wege Flüssigkeit* zugeführt werden. Am besten eignet sich eine hypotone Salzlösung, selbst hergestellt durch Auflösung von 1 Teelöffel Kochsalz auf 1 l Wasser oder als Fertigpräparat (Mineraldrink Pfrimmer). Als Faustregel für die Dosierung gilt: 500–1000 ml dieser Lösung werden innerhalb der ersten Stunde nach dem Trauma zugeführt. Die Zufuhr ist abzubrechen, sobald der Patient über Übelkeit klagt.

Bei jedem Verbrennungsverletzten ist frühzeitig zu überprüfen, ob zusätzliche *Störungen der vitalen Funktionen* bestehen. Dies kann insbesondere nach elektrischen Verbrennungen, also Stromeinwirkungen, der Fall sein. Bei Verbrennungen im Hals- oder Gesichtsbereich ist auf zusätzliche Verbrennungsschäden im Mund und Rachen oder auch in den tieferen Abschnitten des Respirationstraktes zu achten.

Bei allen Verbrennungen mit Schockgefahr ist sofort eine *intravenöse Infusion* mit kolloidalen Volumenersatzmitteln oder Elektrolytlösungen erforderlich. Als Faustregel gilt, daß die Substitution in einer Zufuhrrate von 60–120 Tropfen/min in Abhängigkeit von der Ausdehnung der Verbrennung erfolgen sollte.

Bei allen oberflächlichen Verbrennungen ist wegen der starken Schmerzen eine *schmerzstillende und sedierende Therapie* erforderlich.

4. Ertrinken

Das Ertrinken stellt die zweithäufigste unfallbedingte Todesursache bei Kindern dar. Ein *primäres Versinken* ist ursächlich auf reflektorische Herzfrequenz- und -rhythmusveränderungen zurückzuführen, die sekundär eine Bewußtlosigkeit verursachen.
Ein *primäres Ertrinken* liegt in den Fällen vor, in denen die Verlegung der Atemwege durch Flüssigkeit das pathologische Geschehen einleitet (Tabelle 35).
Eine primäre Abwehrphase wird von einer Atemanhaltephase gefolgt. Wasser erreicht statt Luft den Kehlkopfeingang, es wird ein Laryngospasmus ausgelöst. Der Laryngospasmus verhindert das Eindringen von Wasser in die Lunge, er kann ca. 30 s andauern, zum Teil bis zum klinischen und biologischen Tod bestehenbleiben. Dieser Vorgang ist als *„trockenes" Ertrinken* zu kennzeichnen. In der dritten Phase, der

Tabelle 35. Ursachen und Folgen des Ertrinkens

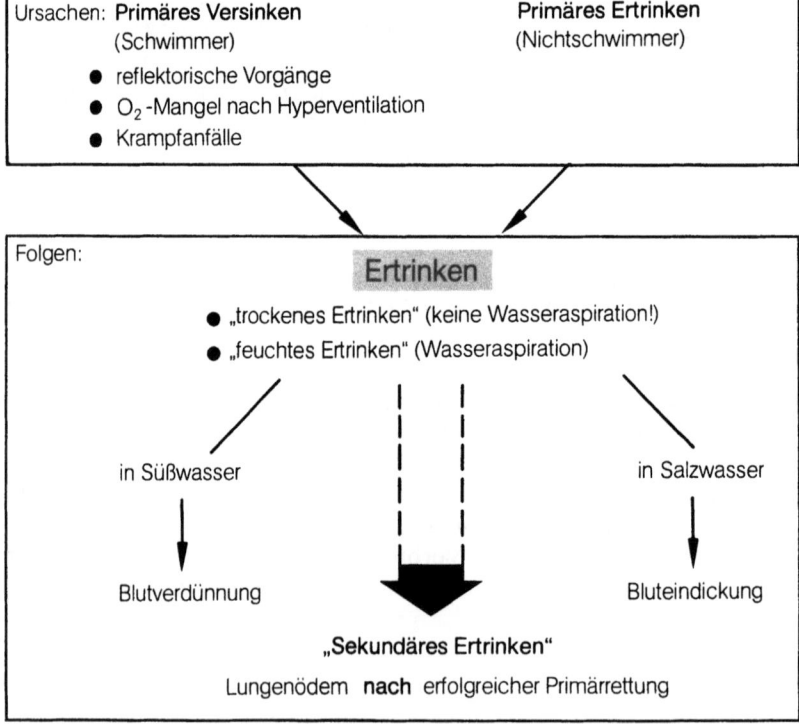

dyspnoeischen Erstickungsphase, erfolgt die „Einatmung" von Wasser nach Ausfall des Laryngospasmus. In diesen Fällen spricht man von *„feuchtem"* Ertrinken. In der vierten Phase entsteht ein generalisiertes Krampfstadium infolge des Sauerstoffmangels. In der fünften Phase folgt dann der Atemstillstand. Die Phase eins wird beim primären Versinken übersprungen, die Phase zwei von jedem Ertrunkenen durchlaufen, während die Phasen drei bis fünf nicht immer eintreten. Während des Ertrinkungsvorganges wird zum Teil sehr viel Wasser geschluckt, so daß der Magen prall gefüllt sein kann.

Die Resorptionsfähigkeit der Alveolarwand ist erheblich. Wenn Wassermengen von 20–40 ml/kg KG, also Mengen von mehr als 1 l beim Erwachsenen aspiriert werden, kommt es bei Süß- und Salzwasserertrinkenden zu unterschiedlichen Schädigungsmechanismen.

Süßwasser. Hypotones Süßwasser wird in der Lunge sehr schnell resorbiert, gelangt in den Kreislauf und verdünnt das Blut. Elektrolyt- und Eiweißkonzentration fallen ab, der Natrium-Kalium-Quotient verändert sich. Dieser Vorgang und der O_2-Mangel lösen meist Kammerflimmern aus. Das Eindringen von hypotonem Süßwasser in den Blutkreislauf verursacht eine *Hypervolämie*. Bei starker Blutverdünnung nehmen die Erythrozyten Wasser auf und platzen (Hämolyse).

Salzwasser. Salzwasser ist hyperton, es zieht daher Blutbestandteile in die Alveolen, Kochsalz wandert durch die Alveolarwand ins Blut. Es kommt zur *Hämokonzentration* und *Hypovolämie*.

Sekundäres Ertrinken. Patienten, die den akuten Ertrinkungsunfall überlebt haben, sind noch nicht endgültig außer Gefahr. Bei einem Teil der „Beinahe-Ertrunkenen" entwickelt sich in einem Zeitraum von wenigen Minuten bis zu Stunden nach dem Ertrinkungsunfall ein schweres Lungenödem, das sogenannte „sekundäre Ertrinken".

Die *Soforttherapie* besteht zunächst in den Basismaßnahmen, wie Atemspende, Herzmassage etc. Als *erweiterte Maßnahmen* sind zu nennen: Die Beatmung mit Geräten bei erhöhtem Sauerstoffanteil, eine Intubation, gegebenenfalls mit PEEP-Beatmung, Sicherung eines venösen Zuganges, medikamentös wegen der Schädigung der Alveolen in jedem Falle Kortikosteroide, z. B. 250–500 mg Prednisolon.

Bei Süßwasserertrinken: Diuretika (z. B. Lasix 40–80 mg, eventuell gleichzeitig Dauerkatheter). Bei Schocksymptomen nach feuchtem Salzwasserertrinken: Elektrolytlösungen und kolloidale Volumenersatzmittel bzw. Humanalbumin.

5. Schäden durch Einwirken elektrischen Stroms

Durch elektrische Ströme werden Störungen der Herztätigkeit und des Nervensystems sowie Haut- und Gewebeschädigungen verursacht (Tabelle 36).

Der Stärke des Stroms, der den menschlichen Körper nach Schluß zweier unter Spannung stehender Teile durchströmt, kommt für die Störung bestimmter Organe und Gewebe die entscheidende Bedeutung zu. Bei *Niederspannungsunfällen* überwiegen die elektrischen, bei *Hochspannungsunfällen* die thermischen Wirkungen. Nach Berührung zweier Punkte mit unterschiedlichem elektrischem Potential ist für die Größe des dann fließenden Stromes neben dem Spannungsunterschied der Widerstand von entscheidender Bedeutung. Stromkreise mit minimalem Widerstand liegen beispielsweise dem akut tödlichen Ausgang von Elektrounfällen in der Badewanne oder bei gleichzeitiger Berührung einer Wasserleitung oder eines defekten elektrischen Gerätes zugrunde.

Tabelle 36. Ursachen und Folgen beim Stromunfall

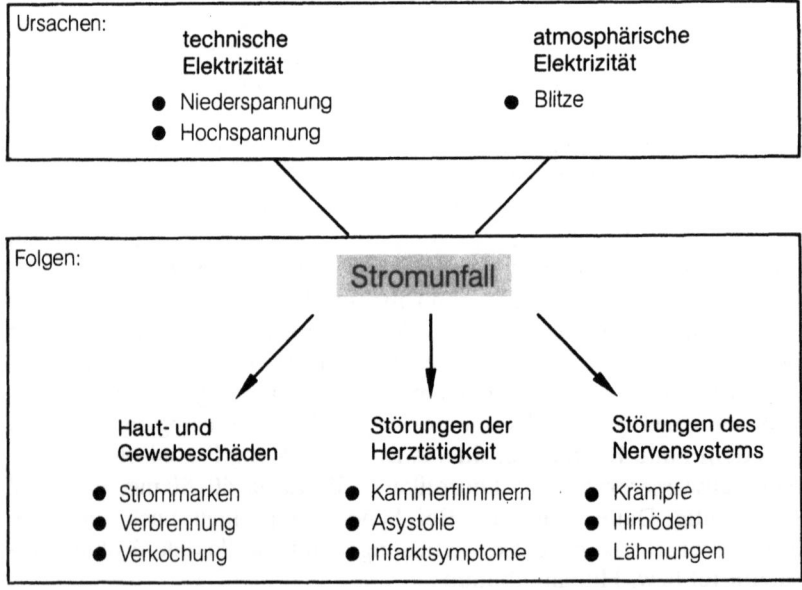

Die Gefahren des Wechselstromes sind besonders bei den Frequenzen der öffentlichen Energieversorgungsnetze (50 Hz) im Hinblick auf Herzrhythmusstörungen vier- bis fünfmal größer als bei Gleichstrom. Die Kontaktdauer steht in engem Zusammenhang mit der Stromstärke. Bei großen Stromstößen genügen wenige Millisekunden, um tödliche Verletzungen hervorzurufen. Bei nicht eingebauter Ausschaltautomatik beträgt die Einwirkdauer oft mehrere Sekunden bis Minuten, weil der Verletzte infolge von Muskelkrämpfen an spannungsführenden Teilen „klebt" und damit der Stromkreis geschlossen bleibt.

Im Normalfall nimmt der Strom den kürzesten Weg zwischen den Kontaktstellen durch das Körpergewebe. Durch die räumliche Ausbreitung des Stroms können aber auch nicht unmittelbar im Stromweg liegende Organe, z. B. das Gehirn, in Mitleidenschaft gezogen werden. Letztlich bestimmt beim Elektrounfall die Stromdichte, d. h. Stromstärke pro Flächeneinheit an der Kontaktstelle bzw. bei der Durchströmung der Organe, das Ausmaß der Schädigungen.

Die *Folgen* des Elektrounfalles hängen von den Widerstandsverhältnissen von Kleidern, Schuhwerk, Unterlagen, Fußböden, entscheidend aber vom Hautwiderstand ab. Trockene Haut hat einen wesentlich höheren Widerstand als feuchte Haut. Wenn an den Kontaktstellen die Wärmeschwelle für das Gewebe überschritten wird, bilden sich charakteristische *Strommarken*. Bei großflächiger Berührung, festem Kontakt und geringem Übergangswiderstand kann ein tödlicher Strom einwirken, ohne daß sich Strommarken ausbilden. *Blitzschlagverletzungen* ähneln vielfach den thermischen Verletzungen bei Hochspannungsunfällen. Zu unterscheiden ist zwischen den äußeren Verbrennungen durch Hitzeeinwirkung des Lichtbogens und den Verbrennungen und Verkochungen, vor allem der Muskulatur, durch die bei der Durchströmung auftretende Wärme. Schon bei Spannungen von 100 V kann der Hautwiderstand „durchschlagen" werden. Dadurch kommt es zu tiefgreifenden Gewebezerstörungen. Das Ausmaß dieser Gewebeschäden ist äußerlich nicht sofort erkennbar, die sich entwickelnden schweren toxischen Schäden mit der Gefahr des Nierenversagens werden in der Frühphase häufig unterschätzt.

Störungen der Herztätigkeit

Beim Stromunfall treten am Herzen Reizbildungs- und Reizleitungsstörungen vom Vorhofflattern und -flimmern bis zum Kammerflimmern auf. Durch das Elektrotrauma kann es am Myokard zu Muskelfasernekrosen kommen, in diesen Fällen entsteht häufig das Bild eines Infarktes.

Störungen des Nervensystems
Bei direkter Stromeinwirkung auf das Gehirn kann durch die erzeugte Wärme der Knochen verbrennen, das Gehirngewebe veraschen oder verkochen. Beim Kontakt des Kopfes mit Spannungsträgern oder bei Blitzeinschlägen kann der Strom von oben nach unten den gesamten Körper durchfließen, so daß neben zerebralen Schädigungen auch das Rückenmark in seiner ganzen Ausdehnung betroffen sein kann. Die dadurch ausgelösten plötzlichen unkoordinierten Verkrampfungen der entsprechenden Muskelgruppe verursachen Knochenbrüche, Sehnen-, Kapsel- und Muskelrisse.

Soforttherapie
a) Rettung bei Niederspannungsunfällen:
   – Entfernung der Sicherung,
   – Abschalten des Gerätes,
   – Herausziehen des Netzsteckers,
   – Wahl eines isolierenden Standortes (Gummiplatten, Glasplatten, Porzellanteller etc.).
b) Rettung bei Hochspannungsunfällen:
   – Freischalten,
   – gegen Wiedereinschalten sichern,
   – Spannungsfreiheit feststellen,
   – Erden und Kurzschließen,
   – benachbarte Spannungsträger abdecken oder abschranken.
Diese Maßnahmen sind nur durch einen Fachmann nach VDE-Bestimmungen möglich.
Anschließend stabile Seitenlagerung bei Bewußtlosen, Atemspende bei Atemstillstand und unzureichender Spontanatmung, gegebenenfalls kardiopulmonale Reanimation mit zusätzlicher medikamentöser Therapie.

Anhang Teil I. Hinweise auf zusätzliche Erste-Hilfe-Maßnahmen

A. Wunden

1. Allgemeines
Jede Wunde – unabhängig von Größe und Art – zerstört die Schutzfunktion der Haut. Tiefergelegene Gewebe wie Muskeln, Nerven, Knochen und Blutgefäße können mitverletzt werden.

2. Gefahren
Schmerz, Blutung, Infektion.

3. Maßnahmen
Nicht berühren, nicht waschen, nicht mit Medikamenten (Salben, Puder) behandeln. *Aufgabe:* Sterile Wundabdeckung:
a) Pflasterwundverband (oberflächliche Wunden)
 Anwendung:
 1. Mullkissen muß größer sein als Wunde.
 2. Schutzfolien nacheinander abziehen, Mullkissen nicht berühren.
 3. Mullkissen auf Wunde legen, Pflasterstreifen befestigen. Über Gelenken Pflasterstreifen seitlich einschneiden, um Faltenbildung zu vermeiden (Abb. EH 1).

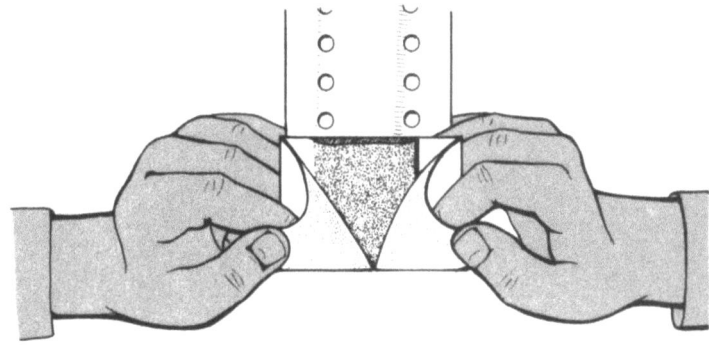

Abb. EH 1. Pflasterwundverband

b) Pflasterverbände
   Anwendung: Sterile Wundauflage verwenden, mit Heftpflaster festlegen (Abb. EH 2).
c) Dreiecktuchverbände
   Anwendung: Sterile Wundauflage unter Einsatz eines Dreiecktuches befestigen.
   Beispiel: Kopfhaube (Abb. EH 3).
d) Verbandpäckchen
   Anwendung: Verbandpäckchen aus Verpackung entnehmen, Wundauflage auf die Wunde legen, mit Binde befestigen.

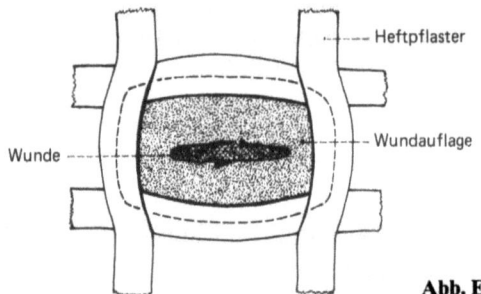

Abb. EH 2. Heftpflaster-Rahmenverband

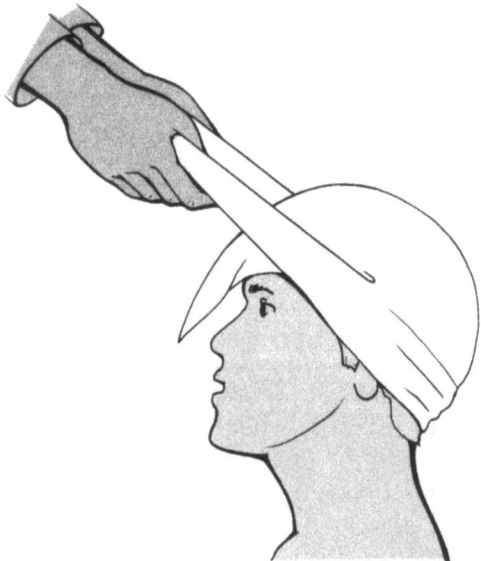

Abb. EH 3. Kopfverband mit Dreiecktuch

B. Fremdkörper

1. Allgemeines und Gefahren
Versuch der Entfernung mit ungeeigneten Mitteln führt zur Verschlimmerung.

2. Maßnahmen
Unterbleiben, sind nur vom Arzt durchzuführen. Als vorbeugende Maßnahme, z. B. bei Fremdkörpern im Auge: Verbände an beiden Augen zur Ruhigstellung.

C. Blutungen

Gefahren und Maßnahmen: Druckverband, Abdrücken, Abbinden (s. S. 75–78).

D. Transport

1. Allgemeines
Bei allen Verletzungen, insbesondere Knochenbrüchen, entstehen bei jeder Umlagerung Schmerzen.

2. Gefahren
Zusätzliche Schädigungen durch Einspießen von Knochenfragmenten in das umgebende Gewebe.

3. Maßnahmen
a) Anheben zu dritt im Grätschstand: gleichmäßiges Anheben des Verletzten, Unterschieben der Trage (Abb. EH 4).
b) Anheben zu dritt von der Seite: Helfer knien mit dem zum Kopf zeigenden Knie, unterfahren den Verletzten mit beiden Armen, heben gemeinsam auf, Unterschieben der Trage (Abb. EH 5).

E. Offene Verletzungen der Körperhöhlen

1. Allgemeines
Bei jeder Verletzung der Körperhöhlen muß der Körperinhalt durch Verbände geschützt werden.

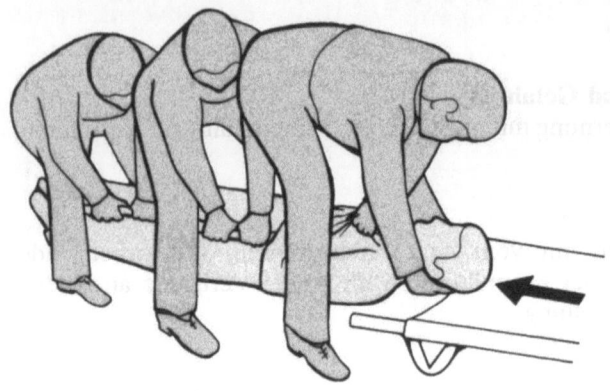

Abb. EH 4. Überheben des Verletzten auf eine Trage – im Grätschstand

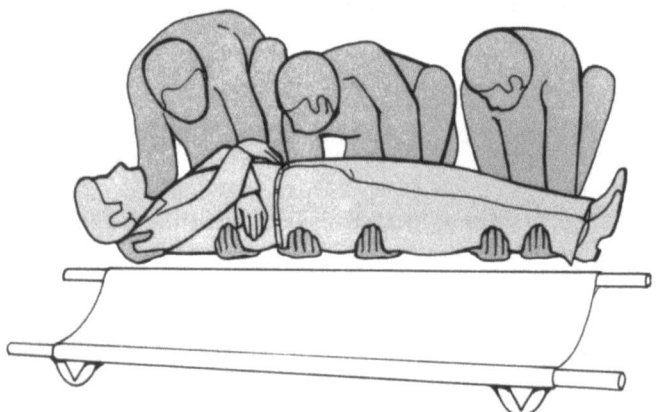

Abb. EH 5. Überheben des Verletzten auf eine Trage – von der Seite

2. Gefahren
Infektion und Funktionsstörungen.

3. Maßnahmen
a) Verletzungen des Brustkorbes (Anzeichen: Pfeifende oder schlürfende Geräusche, eventuell zunehmende Atemnot): Bei noch vorhandener Eigenatmung luftdichter Verband durch Auflegen einer sterilen Wundabdeckung und Überkleben mit Heftpflasterstreifen (Abb. EH 6).

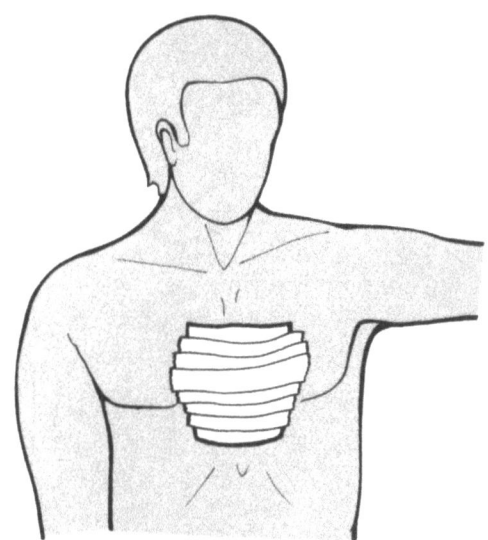

Abb. EH 6. Heftpflaster-Dachziegelverband zum Verschluß einer Thoraxwunde

Bei *Beatmung:* Sterile Wundabdeckung mit Heftpflasterstreifen befestigen, jedoch *kein* luftdichter Abschluß.
b) Offene Verletzung des Bauchraumes: Sterile Abdeckung der Wunde, kein Versuch, vorgefallene Eingeweide in den Bauchraum zu drücken.
c) Offene Schädelverletzung: Sterile Abdeckung des verletzten Bereiches, auch bei Blutung aus den Ohren steriler Verband.

F. Knochenbrüche (Verdacht ausreichend)

1. Allgemeines
Es kann sich um geschlossene (keine Verletzung der Haut) oder offene Brüche handeln.

2. Gefahren
Blutungen, Schock, Infektionen (offene Brüche), zusätzliche Verletzungen des umgebenden Gewebes, Schmerzen.

3. Maßnahmen
Grundsatz. Bei der Erstversorgung wird zunächst überprüft, ob die lebenswichtigen Funktionen gestört sind. Die Versorgung eines Bru-

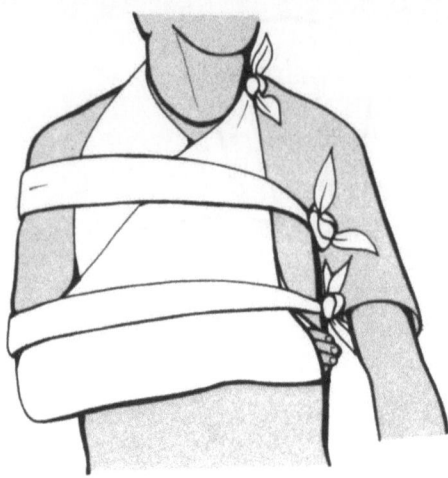

Abb. EH 7. Verwendung von Dreiecktüchern zur Ruhigstellung eines Bruches

ches erfolgt erst, *nachdem* lebensrettende Sofortmaßnahmen eingeleitet sind. Jede unnötige Umlagerung vermeiden, Schmerzen können Schock verstärken. Bei Verdacht auf Schädel-, Becken- oder Wirbelbrüche spezielle Lagerung (s. S. 28–31).
a) Sterile Wundabdeckung und/oder Blutstillung bei offenen Brüchen.
b) **Ruhigstellung.** Früher übliche Maßnahmen, wie Anwickeln von Schienen oder anderen Hilfsmitteln, sind nicht mehr erforderlich. In den Rettungswagen steht besser geeignetes Material (z. B. aufblasbare Kammernschienen) zur Verfügung, oder der Verletzte wird ausschließlich auf Vakuummatratze gelagert.
Mögliche Ausnahme: Anlegen eines Armtragetuches bei Brüchen im Schultergürtelbereich (Schlüsselbein-, Schulterblatt-, Oberarmkopfbruch). Auch für Oberarm-/Unterarmbrüche geeignet (Abb. EH 7).
Ein Ende des Dreiecktuches auf die „kranke" Schulter und um den Nacken herum bis zur gesunden Schulter legen – Spitze zeigt zum Ellenbogen.
Anderes Ende über den Unterarm zur gesunden Schulter hochschlagen – Verknoten beider Enden auf der gesunden Schulter.
Zusätzliche Umknotung mit zwei zu Krawatten gefalteten Dreiecktüchern.
Erste Krawatte liegt dicht über und parallel zum Unterarm, zweite Krawatte liegt am Oberarm parallel zum ersten.
Knoten liegen auf der gesunden Seite.

G. Verhalten an der Unfallstelle

1. Allgemeines und Gefahren
Schnelle Hilfe ist wichtig, Schutz der Unfallstelle und Eigenschutz jedoch nicht vernachlässigen. Nicht plötzlich bremsen, soweit wie möglich rechts heranfahren (Fußweg, Standspur etc.). Warnblinkanlage einschalten.

2. Maßnahmen (Abb. EH 8).
Bei mehreren Insassen Aufgabenverteilung absprechen:
1. Dem in gleicher Richtung fließenden Verkehr entgegenlaufen.

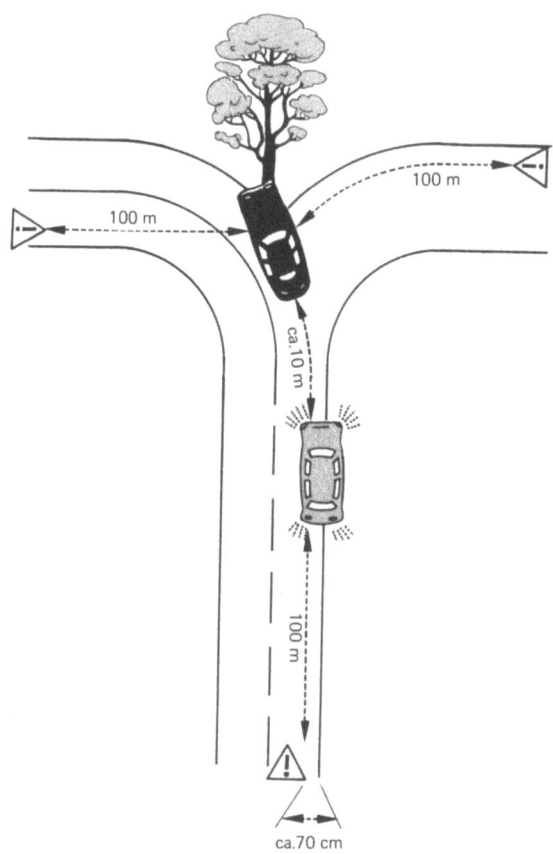

Abb. EH 8. Sicherungsmaßnahmen bei Straßenunfällen

2. Warndreiecke, Warnblinkleuchte in ausreichender Entfernung vom Unfallort, bei schnellem Verkehr in etwa 100 m Entfernung aufstellen.
3. Bei Kurven und Bergkuppen. Erstes Zeichen vor der Kurve oder vor der Bergkuppe aufstellen.
4. Laufenden Verkehr zusätzlich zum *Langsamfahren* auffordern: Einen Arm ausstrecken; Auf- und Abbewegungen des Armes in halber Körperhöhe.
5. Warnung bei Nacht zusätzlich durch Warnblinkleuchten, Kreisbewegungen mit Taschenlampe oder Auf- und Abbewegen der Lampe (u.U. mit Rotlicht) wie unter Ziffer 4 beschrieben.

Anhang Teil II. Ausstattung des ärztlichen Notfallkoffers und Notfallmedikamente

1. Allgemeines

Für die Ausstattung des Arztes gelten einige Grundsätze:
1. Der Inhalt des Notarztkoffers ist auf die Verwendung bei schwerwiegenden akuten Notfällen und Notsituationen zu begrenzen.
2. Das für die Durchführung der klassischen Ersten Hilfe benötigte Material (Verbände etc.) ist auf ein Minimum zu beschränken.
3. Die Anordnung aller diagnostischen und therapeutischen Geräte und Medikamente muß nach funktionellen Gesichtspunkten erfolgen.

Die Ausstattung muß sich schematisch in vier Funktionsgruppen aufteilen:
1. Diagnostische Hilfsmittel,
2. Ausstattung zur Behandlung respiratorischer Störungen,
3. Ausstattung zur Behandlung zirkulatorischer Störungen,
4. Zusatzausstattung an Verbrauchsmaterial, wie Tupfer, Pflaster, Spritzen, Kanülen etc. (Tabellen 37 und 38).

Ein *Laryngoskop* und *Endotrachealtuben* können fakultativ berücksichtigt werden, falls der Arzt über die notwendigen Kenntnisse und Fähigkeiten in der Methode der Intubation verfügt.

Die Ausstattung mit *Sauerstoff* ist aus den mehrfach dargestellten Gründen obligatorisch. Auszuwählen ist zwischen der üblichen 2-l-Sauerstoff-Flasche mit einem Gesamtvorrat von 400 l O_2 oder einem Festsauerstoffaggregat. Beide Möglichkeiten sind in der Notfallmedizin brauchbar.

Tabelle 37. Diagnostische Hilfsmittel

Stethoskop
Blutdruckmeßgerät
Taschenlampe
Reflexhammer
Haemo-Glukotest-Teststreifen 20–800

Tabelle 38. Ausstattung zur Behandlung respiratorischer Störungen

2-l-Sauerstoff-Flasche (400 l O_2) mit
- Sekretabsaugung
- Beatmungsanschlüssen

AMBU-Beatmungsbeutel für Erwachsene
AMBU-Beatmungsbeutel für Kleinkinder (fakultativ)
Beatmungsmasken
Nasopharyngealtuben
Oropharyngealtuben
Kornzange (zum Ausräumen des Rachenraumes)
Absaugkatheter
Pleurocath nach MATTHYS oder Pneukanüle

Fakultativ:

Larnygoskop, Endotrachealtuben und Intubationszubehör
Einmalskalpell
AMBU-PEEP-Ventil

Eine leistungsfähige Pumpe zur *Sekretabsaugung* sowie ein *Beatmungsbeutel* gehören zur notfallmedizinischen Grundausstattung. Naso- und Oropharyngealtuben sind als vielfältig einzusetzende Hilfsmittel im Sinne einer Luftbrücke bei einer Beatmung, aber auch einer Spontanatmung zum Freihalten der Atemwege unabdingbar.

Die gebogene große Kornzange, mit einem Tupfer versehen, erlaubt eine schnelle und leichte Ausräumung des Mund-Rachen-Raumes.

Für die *Punktion* eines *Pneumothorax* muß eine geeignete Punktionskanüle im Notarztkoffer bevorratet sein.

Als Zusatzausrüstung für respiratorische Notfälle ist das *Einmalskalpell* zu nennen, um in Ausnahmefällen die beschriebene Koniotomie durchführen zu können.

Als *Mindestausstattung* zur Behandlung *zirkulatorischer Störungen* (Volumensubstitution) sind unter Berücksichtigung der benötigten Mengen 2 × 500 ml kolloidale Volumenersatzmittel und 2 × 500 ml einer Vollelektrolytlösung (z. B. Ringer-Laktat-Lösung) zu nennen. Natriumbikarbonat wird insbesondere im Rahmen der kardiopulmonalen Reanimation benötigt. Eine 8,4%ige Lösung (1 ml = 1 mval) ist zu bevorzugen. (Weitere Einzelheiten – auch über die medikamentöse Ausstattung – siehe Anhang: Notfallmedikamente).

Bei den Infusionslösungen sind Plastikbehältnisse zu bevorzugen. Die Haltbarkeit liegt bei ca. zwei Jahren.

„**Arztkoffer Standard**"[1] (siehe 3. Umschlagseite)
Ein in dieser Form zusammengestellter Koffer, der zusätzlich noch die im folgenden dargestellten Notfallmedikamente enthält, wird allen Anforderungen gerecht. Selbstverständlich wird jeder bei der Einrichtung seines Notarztkoffers die individuellen Erfordernisse berücksichtigen und die dargestellte medikamentöse Ausstattung so ergänzen bzw. variieren, daß er vorwiegend Medikamente verwendet, deren Indikation und Wirkungsweise er ausreichend kennt. Es empfiehlt sich, z. B. im Kofferdeckel, gut sichtbar Angaben über die Dosierung bzw. die Verdünnung von Medikamenten aufzuzeichnen, die relativ selten benötigt werden.

Für besondere Situationen hat es sich bewährt, bestimmte *Sets* vorzubereiten. Als Beispiele seien hier die Medikamente für die kardiopulmonale Reanimation oder die Therapie des anaphylaktischen Schocks genannt.

2. Notfallmedikamente

Es ist pharmakologisch korrekt, an erster Stelle die chemische Kurzbezeichnung eines Medikamentes zu nennen. Da diese Bezeichnungen jedoch beim größten Teil der Ärzte unbekannt sind, werden im folgenden die Präparatenamen genannt. Es ist ausdrücklich zu betonen, daß diese Zusammenstellung nur als unverbindliches Beispiel bewertet werden kann. Selbstverständlich lassen sich entsprechende Präparate anderer Hersteller in gleicher Weise empfehlen.

Die Hinweise zu den Indikationen, der Dosierung, der Wirkung und den Nebenwirkungen bzw. Kontraindikationen der im folgenden aufgeführten Medikamente beziehen sich ausschließlich auf die akute Anwendung im Bereich der Notfallmedizin. Für die prophylaktische Gabe oder eine Langzeittherapie der dargestellten Medikamente sind in der Auflistung zum Teil nicht erwähnte pharmakologische Zusammenhänge, Nebenwirkungen und auch andere Kriterien zu beachten.

Die Auswahl der Notfallmedikamente wurde in Zusammenarbeit mit Prof. Dr. W. Dick, Prof. Dr. J. Kilian, Priv. Doz. Dr. H.-H. Mehrkens, Dr. E. D. Spilker, Zentrum für Anästhesiologie der Universität Ulm, Prof. Dr. M. Stauch, Sektion Cardiologie, Angiologie und Pulmonologie, Zentrum für Innere Medizin der Universität Ulm, Prof. Dr.

---

1 Hersteller: Firma G. Weinmann GmbH & Co., Postfach 540268, 2000 Hamburg 54

H.-P. Schuster, II. Medizinische Klinik und Poliklinik der Universität Mainz, Dr. B. Gorgaß, Abteilung für Anästhesiologie und Intensivmedizin, St. Lukas-Klinik, Solingen-Ohligs, Dr. H. Klingebiel, Institut für Anästhesiologie der Städt. Kliniken, Fulda, durchgeführt.

Substanz	Indikationen	Dosierung	Wirkung	Nebenwirkungen	Kontraindikationen	Kommentare
Akrinor Theophyllinabkömmlinge 2 ml Amp.	Hypotonie vorwiegend durch vegetative Fehlregulationen	0,5–1 ml i. v.	Kreislaufstimulierung durch kardiale und vasoaktive Komponenten	Selten Bradykardie	Volumenmangel	Bei vegetativ ausgelösten Hypotonien läßt sich mit der angegebenen Dosierung eine Normalisierung der Kreislauffunktion erreichen. Auch bei kardiogen ausgelösten Hypotonien als Erstmaßnahme indiziert, bei kardiogenem Schock evtl. Katecholamine (s. Dopamin).
Alupent Orciprenalin a) 0,5 mg/ 1 ml Amp.	Bradykarde Rhythmusstörungen Kreislaufstillstand	0,5 ml auf 5 ml verdünnen Beimischung zur Infusion: 10–20 µg/min über Dauertropf (bei Zugabe von	Betarezeptorenstimulation Positiv inotrop, bathmotrop, chronotrop und dromotrop Senkung des peripheren Widerstandes	Tachykardie Extrasystolie Blutdruckabfall Kammerflimmern	Keine	Bei Bradykardien sollte die empfohlene Initialdosis von 0,5 mg nicht überschritten werden. Es ist der Übergang auf eine Dauerinfusion zu empfehlen, da anderenfalls tachykarde Arrhythmien oder Extrasystolen auftreten können. Bei einem Kreislaufstillstand in Asystolie ist im Rahmen der kardiopulmonalen Reanimation eine Erhöhung der Dosierung, in Abhängigkeit von der Wirkung, auf 1,0–2,0 mg möglich. Falls Alupent bei der Reanimation wirkungslos bleibt, ist der Übergang auf Adrenalin angezeigt.
b) 5 mg/ 10 ml Amp	Bradykarde Rhythmusstörungen	5 mg auf 500 ml entsprechen 20 Trpf/min = 10 µg/min)				

Substanz	Indikationen	Dosierung	Wirkung	Nebenwirkungen	Kontraindikationen	Kommentare
Atropin Atropinum sulfuricum 0,5 mg/1 ml 1 ml Amp.	Vagusdämpfung (z. B. bei Intubation), Sinusbradykardie Vergiftung durch Alkylphosphate	0,5–1 mg i. v. 2 mg i. v., Wiederholungsdosen bis Wirkungseintritt	Dämpfung des Vagotonus Hemmung der muskarinähnlichen Giftwirkung (Bronchospasmus, Darmkoliken, Sekretionssteigerung)	Tachykardie Hyperthermie	Keine	Atropin steht auch in Ampullen zu 2 mg/ml zur Verfügung, die wegen der Höhe der notwendigen Dosierung vorteilhaft bei Alkylphosphatvergiftungen eingesetzt werden können. Die Bevorratung dieser Ampullen wird jedoch nicht empfohlen, da Verwechslungen leicht möglich und Vergiftungen relativ selten sind.
Berotec-Spray Fenoterol	Bronchospastische Zustände Asthma bronchiale	2–3 Hübe	Betastimulator Bronchiolyse	Selten Tachykardie	Keine	Obwohl Fenoterol als β-2-Stimulator weitgehend selektiv auf die Bronchialmuskulatur wirkt, ist auch eine β-1-Rezeptorenstimulation am Herzen möglich. Bei Koronarinsuffizienz und Herzrhythmusstörungen ist Vorsicht geboten.
Buscopan Hyoscin-N-butylbromid 20 mg/1 ml Amp.	Koliken und spastische Schmerzzustände	20 mg i. v./i. m.	Hemmung der Parasympathikuswirkung Senkung der Motilität der glatten Muskulatur	Atropinartig Tachykardie Akkomodationsstörungen	Keine	Bei schweren Koliken reicht im allgemeinen die alleinige Verabreichung eines Spasmolytikums nicht aus, gegebenenfalls ist die Kombination mit Analgetika notwendig.

Substanz	Indikationen	Dosierung	Wirkung	Nebenwirkungen	Kontraindikationen	Kommentare
Calcium 10% Calciumglukonat 4,5 mval/ 10 ml Amp.	Leichte allergische Reaktionen Tetanie Kreislaufstillstand vom Typ der Hyposystolie	10 ml (4,5 mval) i. v.	Entzündungshemmung Gefäßabdichtung Verminderung der neurovegetativen Erregbarkeit Positiv inotrop	Provokation einer Asystolie	Volldigitalisierung	Statt Calciumglukonat kann für die gleichen Indikationen auch das Calciumchlorid eingesetzt werden; da Calciumchlorid stärker dissoziiert vorliegt, tritt die Wirkung schneller und intensiver ein. Eine Reduzierung der Dosierung auf 5 ml ist dann angezeigt.
Catapresan Clonidin 0,15 mg/ 1 ml Amp.	Hypertone Krise	0,15 mg auf 10 ml verdünnt langsam i. v., Dosis ggf. wiederholen	Beeinflussung des Vasomotorenzentrums Verminderung der sympathischen Impulse	Vereinzelt passagere systolische Blutdruckerhöhung Hypotonie	Keine	Bei einer schweren hypertonen Krise ist eventuell die Erhöhung der Dosis auf 0,30 mg in entsprechender Verdünnung erforderlich. Unter Anwendung dieses Medikamentes sind engmaschige Blutdruckkontrollen unabdingbar notwendig. Ebenfalls für hypertone Krisen verwendbare Medikamente, wie Diazoxid (Hypertonalum) und Dihydralazin (Nepresol), sollen der klinischen Behandlungsphase vorbehalten bleiben, der Wirkungseintritt der Reserpine ist in der Regel zu langsam.

Substanz	Indikationen	Dosierung	Wirkung	Nebenwirkungen	Kontraindikationen	Kommentare
Decadron-Phosphat Dexamethason-Phosphat			Freisetzung von Entzündungsstoffen gehemmt Stabilisierung der Zellmembranen Bronchospasmolyse	Keine	Keine	Die Auswahl des Dexamethason für die in der Notfallmedizin bestehenden Indikationen zur Kortikosteroidanwendung erfolgt hier unter dem Gesichtspunkt, daß für diese Substanz der ausreichende Nachweis einer Hirnödemprophylaxe vorliegt. Selbstverständlich können bei Einhaltung der entsprechenden Dosierungsäquivalente Prednisolon, Methylprednisolon, Betamethason und Triamzinolon in gleicher Weise zur Anwendung kommen. Bei der Gabe von Kortikosteroiden in der Notfallbehandlung ist zu beachten, daß eine Wirkung nicht sofort eintritt, sondern zwischen Injektion und Wirkungseintritt, in Abhängigkeit von der Substanz, ein Zeitraum von 5–15 min vergeht.
a) 24 mg/ 5 ml Amp.	Anaphylaktische Reaktionen (Schweregrad II) Status asthmaticus	24 mg i. v.				
b) 100 mg/ 5 ml Amp.	Schwerer anaphylaktischer Schock Hirnödemprophylaxe	100 mg i. v.				

Substanz	Indikationen	Dosierung	Wirkung	Nebenwirkungen	Kontraindikationen	Kommentare
Dopamin-Giulini 50 mg/5 ml Amp.	Nur bei kardiogenem Schock	100 mg auf 500 ml 5%iger Glukose 60 Tropfen/min (1 Tropfen = 10 µg)	Betarezeptorenstimulierung Alpharezeptorenstimulierung Stimulierung dopaminerger Rezeptoren	Tachykardie Drosselung der peripheren Gewebsdurchblutung	Ausgeprägte Tachykardie	Dopamin sollte im außerklinischen Bereich nur bei einem ausgeprägten kardiogenen Schock als Ultima ratio eingesetzt werden. Eine ständige Kontrolle des Blutdruckes und der Herzfrequenz ist unabdingbar erforderlich. Die zusätzliche alpharezeptorenstimulierende Wirkung ergibt sich durch die empfohlene, für diese spezielle Indikation gewünschte hohe Dosierung.
Euphyllin Theophyllin-Äthylendiamin 0,24 g/10 ml Amp.	Asthma bronchiale Bronchospastische Zustände	0,12–0,24 g langsam i. v.	Broncholyse Stimulierung des Atemzentrums	Übelkeit Erbrechen Tachykardie Zentrale Erregung Unruhe	Keine	Es wurde bewußt unterlassen, bei den Kontraindikationen Myokardinfarkt und Schock aufzuführen, da unter ganz besonderen Bedingungen, im allgemeinen jedoch nur innerhalb der Klinik, bei einem Myokardinfarkt mit Linksherzinsuffizienz eine Anwendung von Euphyllin, eventuell zusammen mit Saluretika, von einigen Autoren empfohlen wird.
Glukose 40%ig 4 g/10 ml Amp.	Hypoglykämie Hypoglykämisches Koma	Initial: 50–100 ml Weitere Dosierung nach Wirkung	Anhebung des Blutzuckerspiegels	Venenreizung	Nachgewiesene Hyperglykämie	–

Substanz	Indikationen	Dosierung	Wirkung	Nebenwirkungen	Kontraindikationen	Kommentare
Insulin Alt-Insulin 400 I. E./ 10 ml	Hyperglykämie Diabetisches Koma	20 I. E. i. v. 20 I. E. i. m. (komb.) = Initialtherapie	Senkung des Blutzuckerspiegels	Keine	Nachgewiesene Hypoglykämie	Für die außerklinische Soforttherapie wird von einigen Diabetologen der Verzicht auf eine Insulingabe empfohlen und herausgestellt, daß die absolute Priorität bei der rehydrierenden Infusionstherapie mit Vollelektrolytlösungen vom Typ des Ringer-Laktats oder der 0,9%igen NaCl-Lösung liegt. Eine Schnellinfusion von ca. 1000 ml und die Fortsetzung der Infusionstherapie während des Transportes in die Klinik sind in jedem Fall indiziert.
Isoptin Verapamil 5 mg/2 ml Amp.	Paroxysmale supraventrikuläre Tachykardie Absolute Tachyarrhythmie Hypertensive Krise	2,5–5 mg langsam i. v.	Kalziumantagonismus – Antiarrhythmische Wirkung – Verlängerung der Refraktärzeit im AV-Knoten – Periphere Gefäßerweiterung	AV-Block Im Extremfall Asystolie	Manifeste Herzinsuffizienz Kardiogener Schock AV-Block Gleichzeitige Anwendung von Betablockern	Der akute Herzinfarkt stellt keine absolute Kontraindikation dar. Sofern keine Herzinsuffizienz besteht, kann eine absolute Tachyarrhythmie mit hoher Kammerfrequenz auch bei einem Infarkt mit Isoptin behandelt werden. Die gleichzeitige Anwendung von Betablockern ist kontraindiziert.

Substanz	Indikationen	Dosierung	Wirkung	Nebenwirkungen	Kontraindikationen	Kommentare
Lanitop Metildigoxin 0,2 mg/2 ml Amp.	Akute Herzinsuffizienz Absolute Tachyarrhythmie Kardial bedingtes Lungenödem	0,2 (–0,4) mg i. v.	Positiv inotrop Negativ dromotrop	Rhythmusstörungen Kammerflimmern bei Hypokaliämie	Vollsättigung mit Herzglykosiden Mitralstenose	Metildigoxin sollte beim kardial bedingten Lungenödem erst nach der Initialgabe von Nitraten eingesetzt werden.
Lasix Furosemid 20 mg/2 ml Amp.	Lungenödem Schwere Überwässerung Oligurie Süßwasserertrinken	20–40 mg i. v. je nach Schweregrad	Hemmung der Natriumrückresorption Ansteigen der Urinmenge Reduktion der Preload	Keine	Oligo-Anurie durch nephrotoxische Substanzen oder prä- bzw. postrenale Ursachen	Lasix ist bei einem Lungenödem jeder Genese indiziert. Es gibt Hinweise dafür, daß Lasix auch durch die Verbesserung des Lymphabflusses aus der Lunge und die Erweiterung der Kapazitätsgefäße eine Wirksamkeit entfaltet.
Morphin Morphinum hydrochloricum 10 mg/1 ml Amp.	Starke Schmerzzustände (z. B. Herzinfarkt, Lungenödem, Thoraxtrauma)	3–5 (–10) mg i. v.	Zentrale Schmerzhemmung Euphorie	Depression des Atemzentrums Erregung des Brechzentrums und des vagalen Systems	Keine	Die Überwachung und Sicherung der respiratorischen und kardiozirkulatorischen Funktion sind zu beachten.

Substanz	Indikationen	Dosierung	Wirkung	Nebenwirkungen	Kontraindikationen	Kommentare
Natriumbikarbonat 8,4% a) 20 mval/ 20 ml Amp. b) 250 mval/ 250 ml	Metabolische Azidose, insbesondere bei kardiopulmonaler Reanimation	Initial ca. 1 mval/kg, Repetitionsdosis (10 min) 0,5 mval/kg i. v.	Bindung von H^+-Ionen unter Bildung von Kohlensäure ($\rightarrow H_2O + CO_2$)	Vermehrte CO_2-Bildung Bei hoher Dosierung hyperosmolare Zustände Atemdepression	Alkalose Respiratorische Azidose	Im Rahmen der Notfallmedizin wird Natriumbikarbonat nur bei der kardiopulmonalen Wiederbelebung zur Bekämpfung der schnell eintretenden metabolischen Azidose in Form einer Blindpufferung eingesetzt. Die Reduzierung der Initialdosis auf Werte von 1 mval/kg KG wird empfohlen, da anderenfalls nach einer kardiopulmonalen Reanimation hyperosmolare Zustände auftreten können. Die Anwendung des Natriumbikarbonats, d. h. eine ausreichende Bekämpfung der Azidose, ist Voraussetzung für die Wirksamkeit der übrigen bei dieser Behandlung empfohlenen Medikamente. Die Überwachung und Sicherung der respiratorischen Funktion sind sicherzustellen.
Nitrolingual Nitroglycerin a) Spray 1 Hub ca. 0,4 mg b) Kapsel 0,8 mg	Angina pectoris Kardiales Lungenödem	2 Hübe 1 Kapsel sublingual	Vasodilatation Senkung der Preload	Kopfschmerzen Übelkeit Blutdruckabfall	Volumenmangel	Eine engmaschige Blutdruckkontrolle ist sicherzustellen. Initial auch zur Behandlung und differentialdiagnostischen Klärung eines Herzinfarktes geeignet.

Substanz	Indikationen	Dosierung	Wirkung	Nebenwirkungen	Kontraindikationen	Kommentare
Novalgin Metamizol-Natrium 2,5 g/5 ml Amp.	Leichtere Schmerzzustände aller Art	3–5 ml i. v.	Schmerzlinderung	Allergische Reaktionen möglich Blutdruckabfall	Pyrazolonallergie	Im Bereich der Notfallmedizin nur für leichte Schmerzzustände einzusetzen. Zur sicheren Schmerzausschaltung sind fast immer Opiate erforderlich.
Suprarenin Adrenalin 1 mg/1 ml Amp.	Anaphylaktischer Schock Kreislaufstillstand	1 ml auf 10 ml verdünnen 0,1 mg = 1 ml i. v. als Einzeldosis, weitere Dosierung nach Wirkung 1 ml auf 10 ml verdünnen 0,5 mg = 5 ml i. v.	Alpha- und Betarezeptorenstimulierung Positiv inotrop, bathmotrop, chronotrop und dromotrop Bronchospasmolyse	Tachykardie Extrasystolie Kammerflimmern durch ektope Reizbildung	Keine	Auf die unterschiedliche Initialdosierung beim anaphylaktischen Schock und beim Kreislaufstillstand ist zu achten. In jedem Fall erfolgt die Anwendung mit der angegebenen Verdünnung 1 ml auf 10 ml, beim anaphylaktischen Schock betragen die Einzeldosen 0,5–1 ml, beim Kreislaufstillstand dagegen 5 ml. Es gilt weiterhin beim Kreislaufstillstand die Empfehlung, zunächst das Alupent anzuwenden, jedoch sofort auf Suprarenin überzugehen, falls keine ausreichende Wirkung erzielt werden kann.

Substanz	Indikationen	Dosierung	Wirkung	Nebenwirkungen	Kontraindikationen	Kommentare
Tavegil Meclastin 2 mg/2 ml Amp.	Leichte allergische Reaktionen	2 mg langsam i. v.	Hemmung der Histaminwirkung (H_1-Blocker)	Bei schneller Injektion Venenreizung	Keine	Stellvertretend für Antihistaminika vom Typ der H_1-Blocker – nur sie sind im Bereich der Notfallmedizin indiziert – wird das Tavegil mit der Indikation „leichte allergische Reaktionen" aufgeführt. Nach der gültigen Einteilung in Schweregrade ist eine Tavegilanwendung nur bei den Schweregraden I und II sinnvoll. Im Zweifelsfall ist aber auch hier bereits die Anwendung von Kortikosteroiden in einer Dosierung von z. B. 100 mg Prednisolon zu empfehlen. Bei den Schweregraden III und IV ist das Mittel der Wahl Suprarenin.
Valium Diazepam 10 mg/2 ml Amp.	Angst- und Unruhezustände Krampfanfälle	Nach Indikation und Wirkung 10–20 mg i. v. (bis 0,2 mg/kg)	Sedierung Verminderung des Muskeltonus	Atemdepression Blutdruckabfall	Myasthenia gravis	Zur Bekämpfung von Angst- und Unruhezuständen reichen im allgemeinen niedrige Dosen (5–10 mg) – eventuell in Kombination mit Analgetika – aus. Nur bei neurologisch-psychiatrischen Notfällen sind höhere Dosierungen erforderlich. Bei höheren Dosierungen sind eine Überwachung und Sicherung der respiratorischen Funktion vorauszusetzen.

Substanz	Indikationen	Dosierung	Wirkung	Nebenwirkungen	Kontraindikationen	Kommentare
Visken Pindolol 0,4 mg/2 ml Amp.	Sinustachykardie Paroxysmale supraventrikuläre Tachykardie Absolute Tachyarrhythmie Kammerflimmern	0,1–0,4 mg i. v.	Betarezeptorenblocker – Senkung der Sinusfrequenz – Herstellung des normalen Sinusrhythmus	Bradykardie bis Asystolie Negativ inotrope Wirkung Erhöhung des bronchialen Strömungswiderstandes	Manifeste Herzinsuffizienz AV-Block II. und III. Grades Asthma bronchiale	Alternativ wird heute für die paroxysmale supraventrikuläre Tachykardie und die absolute Tachyarrhythmie das Isoptin als Kalziumantagonist empfohlen. Eine Kombination dieser Präparate – Isoptin und Visken – darf jedoch auf keinen Fall erfolgen. Bei Tachyarrhythmien mit Herzinsuffizienz ist das Digoxin indiziert.
Xylocain 2% Lidocain 100 mg/5 ml Amp.	Kammertachykardie Gehäufte oder salvenartige ventrikuläre Extrasystolen Kammerflimmern	Initial 100 mg i. v.; über Dauertropf 1–5 mg/min (500 ml: 20–100 Tropfen/min)	Verlangsamung des Ionenaustausches an der Zellmembran Verzögerung der Reizbildung und -fortleitung	Negativ inotrope Wirkung Bradykardie Asystolie Bei Überdosierung zentralnervöse Störungen	AV-Block II. und III. Grades	Negativ inotrope Wirkung nur bei Überschreiten der Dosis

Empfehlungen für die medikamentöse Ausstattung zur Durchführung von Narkosen am Unfallort und auf dem Transport

1. Ketanest	Indikation:	Mononarkose
200 mg/20 ml Amp.	Dosierung:	0,5–1,0 (–1,5) mg/kg KG i. v.
	Hinweis:	Bei Schädel-Hirn-Verletzungen mit Gefahr eines erhöhten Hirndruckes zusätzlich Valium 5–10 mg i. v. anwenden. Die angegebene Kombination ist aber auch grundsätzlich möglich und anzuraten.
2. Pantolax	Indikation:	Muskelrelaxation zur Intubation
100 mg/5 ml Amp.	Dosierung:	1–2 mg/kg KG i. v.
3. Alloferin	Indikation:	Muskelrelaxation
10 mg/10 ml Amp.	Dosierung:	150 mg/kg KG i. v.

Dosierungsrichtlinien für die kardiopulmonale Reanimation bei Neugeborenen, Säuglingen und Kleinkindern

Substanz	*Neugeborene*	*Säuglinge*	*Kinder*
Atropin		0,01–0,02 mg/kg	
Alupent (Orciprenalin)		0,1 mg/kg–0,5 mg	
Suprarenin			
(Adrenalin 1:1000)	0,1 mg/kg	0,01–0,05 mg/kg	0,01 mg/kg
Calciumglukonat 10%		0,4 mg/kg	
Natriumbikarbonat 8,4%		bis 2 mval = ml/kg	
Glukose		1–2 g/kg	

Die kardiopulmonale Reanimation bei Neugeborenen, Säuglingen und Kleinkindern wird medikamentös grundsätzlich durch gleichartige Präparate ergänzt wie beim Erwachsenen. Die jeweiligen Dosierungen liegen, bezogen auf das Körpergewicht, relativ höher als beim Erwachsenen.

Zusätzlich aufgeführt ist hier noch die Gabe von Glukose, da insbesondere bei Neugeborenen und Säuglingen die frühzeitige und zusätzliche Glukosegabe zur Erhaltung eines adäquaten Blutzuckerspiegels von Bedeutung ist.

Infusionslösungen für die Notfallmedizin

I. Kolloidale Volumenersatzmittel
Dextran 4,5% oder 6% (z. B. Macrodex 4,5%, Thomaedex)
Gelatine (z. B. Gelifundol, Haemaccel, neo-Plasmagel, Thomaegelin)
Hydroxyäthylstärke (z. B. Expafusin, Plasmasteril)

II. Vollelektrolytlösungen
z. B. Ringer-Laktat-Lösung, NaCl-Lösung 0,9%

III. Lösungen zum Beimischen von Medikamenten
z. B. Glukose 5%, Fruktose 5%

Zur minimalen Notfallausstattung mit Infusionslösungen gehören
2 × 500 ml eines kolloidalen Volumenersatzmittels
2 × 500 ml einer Vollelektrolytlösung
500 ml einer elektrolytfreien Lösung.

Die Infusionslösungen sollten für diesen Bereich in Kunststoffbehältern vorrätig gehalten werden. Dafür geeignete Infusionsbestecke sind möglichst gemeinsam mit den Lösungen im Notarztkoffer unterzubringen.

Die Lagerzeit (auch bei großen Temperaturunterschieden) beträgt mindestens zwei Jahre. Die Lösungen sollten daher mit Verfallsdatum gekennzeichnet werden.

Als Grundsatz für die Indikationsstellung bei der Notwendigkeit einer Infusionstherapie gilt: Bei Verlusten von Vollblut oder Plasma sind kolloidale Volumenersatzmittel zu bevorzugen. Bei allen Störungen im Wasser-Elektrolyt-Haushalt, die zu einer Dehydratation mit einem entsprechenden anteilmäßigen intravasalen Volumendefizit geführt haben, kommen in der Notfalltherapie Vollelektrolytlösungen zur Anwendung. Die Dosierung richtet sich nach der Symptomatik.

Weiterführende Literatur

1. Ahnefeld, F. W., Bergmann, H., Burri, C., Dick, W., Halmagyi, M., Rügheimer, E.: Notfallmedizin. Klinische Anästhesiologie und Intensivtherapie, Band 10. Berlin, Heidelberg, New York: Springer 1976
2. Ahnefeld, F. W., Burri, C., Kilian, J.: Schock und Schockbehandlung. Chirurg *47*, 157 (1976)
3. Gorgaß, B., Ahnefeld, F. W.: Der Rettungssanitäter – Ausbildung und Fortbildung. Berlin, Heidelberg, New York: Springer 1980
4. Mehnert, H.: Notfalltherapie bei Diabetes mellitus. Therapiewoche *27*, 1000 (1977)
5. Schuster, H.-P.: Notfallmedizin, 2., neubearbeitete Auflage. Stuttgart: Enke 1979
6. Standards and guidelines for cardiopulmonary resuscitation (CPR) and emergency cardiac care (ECC). JAMA *244*, Nr. 5, p. 453 (1980)

Sachverzeichnis

Abbindungen 77
Abdrücken 75
Absaugpumpen 59
Antidottherapie 110
Antigen-Antikörper-Reaktion 69
Antrieb
–, neuromuskulärer 36
Aspirationsgefahr 22
Atemfrequenz 41
Atemfunktion 39
Ateminsuffizienz 45
Atemluft 39
Atemnebengeräusche 45
Atemnot 22
Atemregulierung 39
Atemspende 51, 52, 53, 54, 55, 56
–, Beatmungsvolumen 56
–, Frequenz 56
–, Mund-zu-Mund-Methode 54
–, Mund-zu-Nase-Methode 53
– bei Neugeborenen 56
Atemstillstand 42, 47
Atemtypen 43
Atemwege
–, Freihalten der 50
–, Freimachen der 46, 47
Atmen, stridoröses 45
Atmung
–, Biotsche 44
–, flache 41
–, forcierte 41
–, inverse 42
–, Kußmaulsche 44
–, paradoxe 43

Bauchverletzung 28
Beatmung 52, 59
– mit Geräten 59
Beatmungsvolumen 56

Blutstillung 75
–, Abbindungen 77
–, Abdrücken 75
–, Druckverband 75
Blutungen
–, Mund-Rachen-Raum 28
Bradypnoe 41

Checkliste 12, 39

Defibrillation 93
Dekontamination 110
Druckverband 75
Dyspnoe 32

Elektrounfälle 122
–, Soforttherapie 124
Erste-Hilfe-Maßnahmen 125
–, Blutungen 127
–, Fremdkörper 127
–, Knochenbrüche 129
–, Transport 127
–, Verhalten an der Unfallstelle 131
–, Verletzungen der Körperhöhlen 127
–, Wunden 125
Ertrinken 120
–, Salzwasser 121
–, Soforttherapie 121
–, Süßwasser 121
Esmarchscher Handgriff 48

Fremdkörper 48
Funktionen
–, vitale 8

Gesichtsverletzungen 28
Guedel-Tubus 52

Hämatothorax 36
Heimlich-Handgriff 49
Herzinsuffizienz 65
Herzmassage 80
–, Druckpunkt 80
–, Durchführung 80
Hitzeerschöpfung 114
Hitzekrämpfe 115
Hitzeohnmacht 116
Hitzeschäden 114
Hitzschlag 115
Hyperkapnie 33
Hypoxämie 33
Hypoxie 33

Intoxikation
–, Vergiftungen 105
Intubation 60

Kälteschäden 117
Kavakompressionssyndrom 24
Komaformen 101
Koniotomie 61
Kreislaufstillstand 73, 77, 91
–, Defibrillation 93
–, erweiterte lebensrettende Sofortmaßnahmen 91
–, Symptomatik 73

Lagerungen 20, 22, 24, 28
Lungenödem 22

Meldung 16
Minimalkreislauf 82
Mund-zu-Mund-Methode 54
Mund-zu-Nase-Methode 53
Myokardinfarkt 66

Nasopharyngealtubus 52
Neunerregel 117
Neutralisation 110

Notarzt 15
Notfallkoffer
–, Ausstattung 133
Notfallmedikamente 63, 88, 135
Notfallpatient 10
Notrufeinrichtung 16
Notrufmeldung
–, Inhalt 16
Notrufnummer 16
Notsituation 14

O_2-Insufflation 57
Orthopnoe 41

PEEP (positiv endexspiratorischer Druck) 62
Pneumothorax 36, 61

Rautek-Rettungsgriff 18
Reanimation 79, 84
–, kardiopulmonale 79, 84
–, Komplikationen 84
Rettung 18
Rettungsdienst 15
Rettungskette 14
Rettungsmittel 15
Rettungssanitäter 15
Rückenmarksschädigung 28

Schädel-Hirn-Traumen 28
Seitenlagerung 20
Schlag, präkordialer 79
Schnappatmung
–, finale 45
Schock 45, 68, 69, 86
–, anaphylaktischer 90
–, bakteriotoxischer 69
–, Endotoxin- 69
–, Erhaltungsstoffwechsel 86
–, kardiogener 24, 69, 89
–, Notfallmedikamente 88
–, septischer 69
–, Volumenersatzmittel 86
–, Volumenmangel 24, 69, 86
–, Volumensubstitution 86
Schocksymptome 75

Schocklagerung 75
Schutzreflexe 46
Sonnenbrand 118
Sonnenstich 116

Tachypnoe 41
Thoraxverletzung 22
Tod 10
–, biologischer 10
–, klinischer 8
Tuben 51

Vakuummatratze 30
Verbrennungen 117
–, Erstversorgung 118
–, Neunerregel 117, 118
Verbrennungsschock 117
Vergiftung 105, 106
–, Antidottherapie 110
–, Dekontamination 110
–, Elimination 110

–, Neutralisation 110
–, Sofortmaßnahmen 106
–, Symptome 106
Verlegung der Atemwege 34
–, partiell 34
–, total 34
Volumenmangelschock 24, 69, 88

Wasser-Elektrolyt-Haushalt 95
–, Anzeichen von Störungen 98
–, erweiterte Sofortmaßnahmen 99
–, Sofortmaßnahmen 98
–, Störungen 95
Wiederbelebung 12

Zentrales Nervensystem 100, 103
–, erweiterte Sofortmaßnahmen 103
–, Sofortmaßnahmen 103
–, Störungen 100
Zyanose 32

Der bewußtlose Patient
Herausgeber: F. W. Ahnefeld,
H. Bergmann, C. Burri, W. Dick,
M. Halmágyi, G. Hossli, H. J. Reulen,
E. Rügheimer, H.-P. Schuster
Unter Mitarbeit zahlreicher Fachwissenschaftler
1979. 74 Abbildungen, 64 Tabellen.
XI, 255 Seiten (Klinische Anästhesiologie und Intensivtherapie, Band 19)
DM 58,–. ISBN 3-540-09306-0

M. Daunderer, N. Weger
Vergiftungen
Erste-Hilfe-Maßnahmen des behandelnden Arztes
2., neubearbeitete Auflage. 1978.
15 Abbildungen und ein Verzeichnis der Gifte. XI, 218 Seiten (Kliniktaschenbücher)
DM 24,–
Mengenpreis: ab 20 Exemplare je DM 19,20
ISBN 3-540-08643-9

G. Feldkamp, E. Koch
Der Brandverletzte
Behandlung, Pflege, Organisation
1981. 60 Abbildungen. XI, 97 Seiten. (Fortbildung Operative Medizin)
DM 39,80
Mengenpreis: ab 20 Exemplare je DM 31,90
ISBN 3-540-08734-6

H. Feldmann
HNO-Notfälle
2., überarbeitete Auflage. 1981.
71 Abbildungen. XIII, 164 Seiten (Kliniktaschenbücher)
DM 28,–
ISBN 3-540-10433-X

W. Glinz
Thoraxverletzungen
Diagnose, Beurteilung und Behandlung
2., korrigierte Auflage. 1979.
133 Abbildungen, 31 Tabellen.
X, 294 Seiten
Gebunden DM 78,–
ISBN 3-540-09695-7

W. Gobiet
Intensivtherapie nach Schädel-Hirn-Trauma
2., korrigierte Auflage. 1979. 58 Abbildungen, 49 Tabellen. XIII, 199 Seiten. (Kliniktaschenbücher)
DM 27,–. ISBN 3-540-09358-3

B. Gorgass, F. W. Ahnefeld
Der Rettungssanitäter
Ausbildung und Fortbildung
Unter Mitarbeit von T. Graf-Baumann
Mit einem Beitrag über rechtliche Aspekte von H. Roth
1980. 186 überwiegend farbige Abbildungen, 58 Tabellen.
XVIII, 383 Seiten
DM 48,–
Mengenpreis: ab 20 Exemplare je DM 38,40
ISBN 3-540-08731-1

Notfallmedizin
Workshop April 1975
Herausgeber: F. W. Ahnefeld,
H. Bergmann, C. Burri, W. Dick,
M. Halmágyi, E. Rügheimer
Unter Mitarbeit zahlreicher Fachwissenschaftler
1976. 109 Abbildungen, 124 Tabellen. XIII, 386 Seiten (Klinische Anästhesiologie und Intensivmedizin, Band 10)
DM 53,–. ISBN 3-540-07581-X

Springer-Verlag
Berlin
Heidelberg
New York

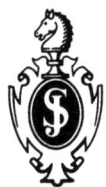

Heidelberger Taschenbücher
Eine Auswahl

Band 76
H.-G. Boenninghaus
Hans-Nasen-Ohrenheilkunde
für Medizinstudenten
Gegliedert nach dem 1979 erschienenen Gegenstandskatalog 3
Im Anhang 280 Prüfungsaufgaben
5., neubearbeitete und erweiterte Auflage. 1980. 153 Abbildungen in 250 Einzeldarstellungen, 48 Farbaufnahmen. XVII, 435 Seiten
DM 27,80. ISBN 3-540-09798-8

Band 94
F. Anschütz
Die körperliche Untersuchung
Unter Mitarbeit von zahlreichen Fachwissenschaftlern
3., erweiterte Auflage. 1978.
124 Abbildungen. XII, 321 Seiten
DM 24,–. ISBN 3-540-08682-X

Band 101
A. A. Bühlmann, E. R. Froesch
Pathophysiologie
Unter Mitarbeit von G. Baumgartner, P. G. Frick, M. Knoblauch, P. Lichtlen, M. Schmid, P. W. Straub
4. überarbeitete Auflage. 1981. 92 Abbildungen, 89 Tabellen. XXI, 448 Seiten
DM 27,80. ISBN 3-540-10446-1

Band 145
Unfallchirurgie
Von C. Burri, H. Beck, H. Ecke, K. H. Jungbluth, E. H. Kumer, A. Pannike, K. P. Schmit-Neuerburg, L. Schweiberer, C. H. Schweikert, W. Spier, H. Tscherne
Unter Mitarbeit zahlreicher Fachwissenschaftler
2., überarbeitete und erweiterte Auflage 1976. 144 Abbildungen, 10 Tabellen. XX, 284 Seiten
DM 24,80. ISBN 3-540-07874-6

Band 154
W. Buselmaier
Biologie für Mediziner
Begleittext zum Gegenstandskatalog
4., überarbeitete und ergänzte Auflage. 1979. 114 Abbildungen, 1 Tabelle. XI, 232 Seiten
DM 19,80. ISBN 3-540-09617-5

Band 188
P. G. Scheurlen
Systematische Differentialdiagnose innerer Krankheiten
Unter Berücksichtigung des Gegenstandskataloges
1977. XIV, 251 Seiten
DM 19,80. ISBN 3-540-08281-6

Band 196
K.-J. Paquet, B. Savic
Allgemeine Chirurgie für Zahnmediziner
mit Beiträgen von G. Hack und L. A. Rivas
1978. 101 Abbildungen, 5 Tabellen. XV, 290 Seiten
DM 28,–. ISBN 3-540-08978-0

Band 197
L. Langhammer
Grundlagen der Pharmazeutischen Biologie
Begleittext zum Gegenstandskatalog GKP 1
1980. 286 Abbildungen (davon 64 Abbildungen in Farbe), 11 Tabellen, zahlreiche Schemata. XV, 485 Seiten
DM 38,–. ISBN 3-540-09600-0

Band 206
A. Wackenheim
Neuroradiologie
Schädel – Wirbelsäule – Gehirn – Rückenmark – Nervenwurzeln
Übersetzt aus dem Französischen von R. Naegelein
1980. 28 Abbildungen. X, 144 Seiten
DM 24,80. ISBN 3-540-10078-4

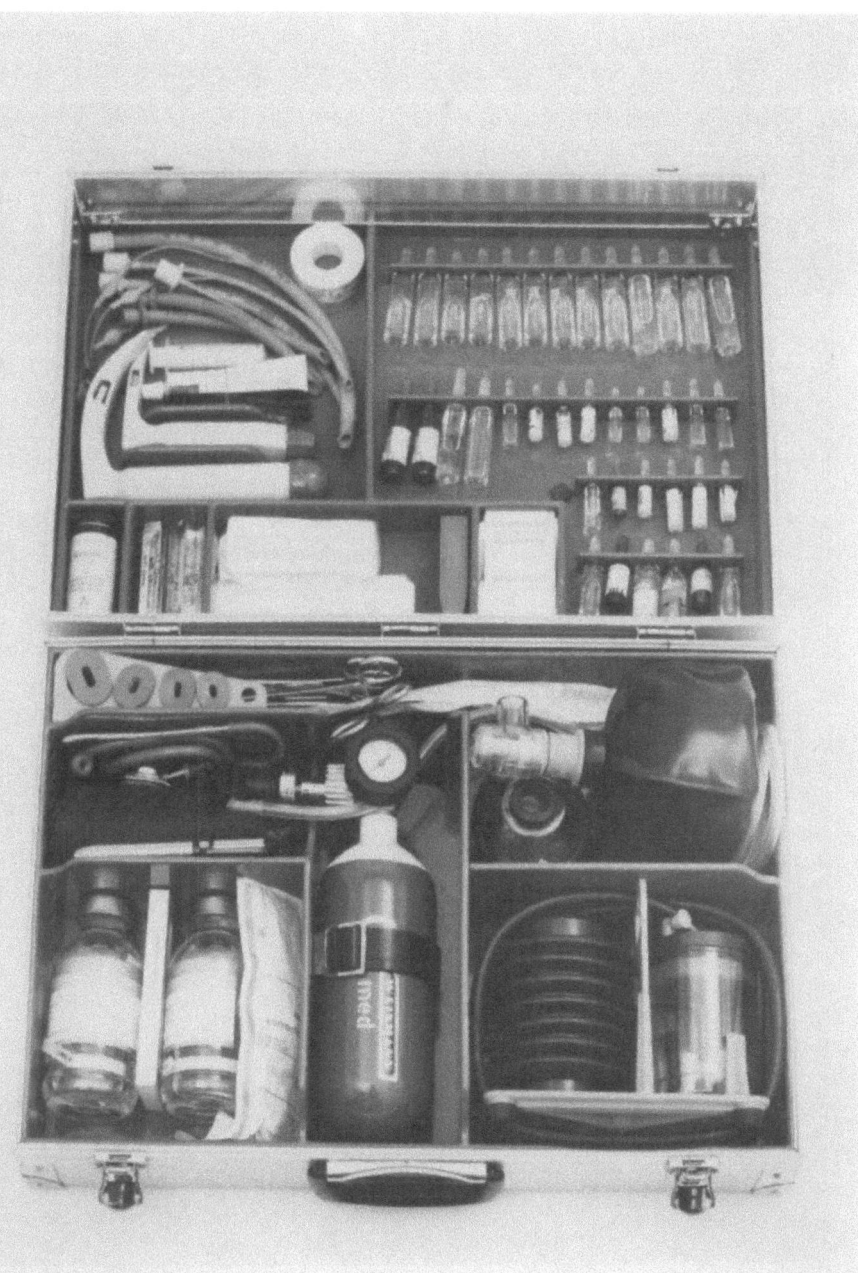

Arztkoffer Standard

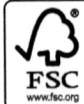

MIX
Papier aus verantwortungsvollen Quellen
Paper from responsible sources
FSC® C105338

If you have any concerns about our products,
you can contact us on
ProductSafety@springernature.com

In case Publisher is established outside the EU,
the EU authorized representative is:
**Springer Nature Customer Service Center GmbH
Europaplatz 3, 69115 Heidelberg, Germany**

Printed by Libri Plureos GmbH
in Hamburg, Germany